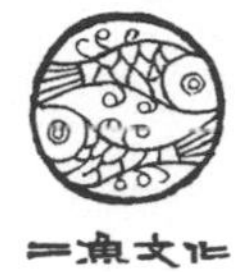
三魚文化

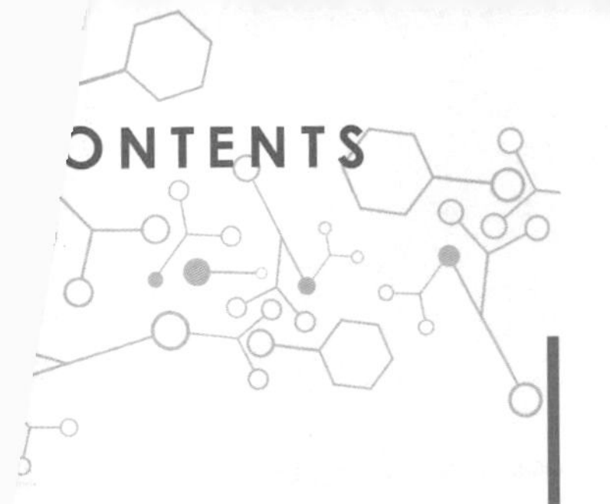

CHAPTER 1 與癌共存

CHAPTER 2 癌細胞是「壞孩子」

CHAPTER 3 抗癌大戰

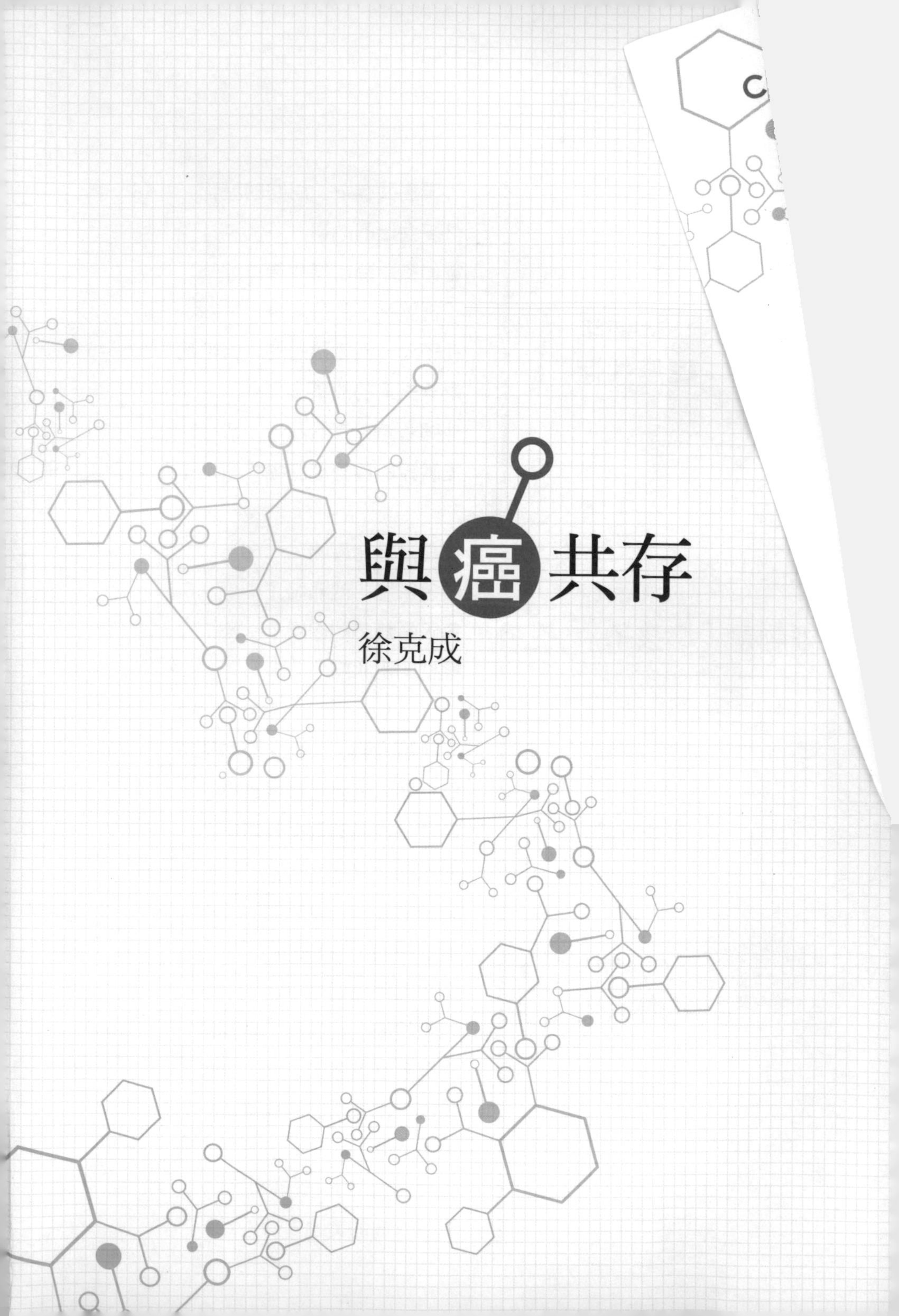

與癌共存

徐克成

CHAPTER 4
走出肝癌治療的困境

CHAPTER 5
呵護癌症

附錄 6
媒體報導（選摘）

《與癌共存》內容提要

一個資深醫學專家的
深邃思考

一個睿智濟世醫生的
力學篤行

一個戰勝癌魔強者的
銘心感受

什麼是癌症？癌症不是「外敵」入侵。癌細胞是從「好人」(正常細胞)突變而來的「壞人」。人體有無數個細胞，細胞核內DNA上有許多基因，每個基因含有無數個鹼基對。正常細胞無時無刻不在一分為二，細胞核內DNA也隨之複製。只要一個鹼基複製錯誤，丟失或被替換，細胞就會突變。突變不斷積累，癌細胞就形成。從這個意義上看，我們每個人都在「與癌共存」。因此，癌症不可怕，是「人類進化的遺產」。

如何對待這些從正常細胞「叛變」而來的癌細胞？必須去消滅，但不可能「斬盡殺絕」。現代常用的「消滅」手段(手術、放療和化療)不能完全「治癒」癌症。「共處」是主旋律。採取不同手段，單一地或組合地控制癌細胞，讓癌細胞與人「共存」，將癌症變成可以控制的「慢性病」，是一種理想，是經過努力可以達到的目標和策略。

本書作者徐克成教授剖析癌症真相和奧秘，聯繫自己癌症治療實踐和經驗——有正面的，也有反面的；有成功的，也有失敗的——寫成了《與癌共存》。書中一個個故事、一個個觀點、一個個設想，曠達敏捷、生動曉暢、深入淺出、通俗易懂，讀來不枯燥、不乏味。患者可以從中獲得指引，健康者也可從中獲得知識和教益。

徐教授是一位著作等身的著名消化病專家，近年主攻癌症綜合治療。 作為中國最早引進腫瘤氬氦冷凍治療，曾是國際冷凍治療學會主席的專家之一，他將以冷凍(以及最近應用的納米刀)為中心的消融治療，與免疫、血管介入等微創治療實施了最有效的結合，在治療進展期腫瘤，讓患者長期生存的探索中，邁出可喜的一步。徐教授還是一位戰勝了自身癌魔的強者。正是這一慘痛而獨特的經歷，或許讓他更理解對於癌症病人，什麼是最好、最有效、最值得、最划算的治療。他不僅用理性，更用感情為病人治療，讓許多被認為「失去希望」的患者生存下來，甚至「治癒」，體現了他的無邊大愛。無數病人感激他，他也因此獲得中國衛生系統最高獎「白求恩獎章」和國家最高榮譽「時代楷模」稱號。

《與癌共存》是作者心血之作。每一個文字均是作者親筆所為，甚至打字也未讓秘書代勞。據説不少文章是他在機場候機和高空乘機旅行時，靈感突發，乘興揮筆，一氣呵成。此書與徐克成教授在二〇一〇年編著的《我對癌症患者講實話》相得益彰，將這兩本書結合起來閱讀，無疑能更深刻地洞察作者的為人之哲、行醫之道。

癌症已是常見病。任何人，不管你是否願意，都無法回避癌症。徐克成教授的新作將讓你認識到：癌症就是我們生存的「新常態」。只要擁有良好心態，秉持正確理念，採用創新策略，接受適合方法，我們就能與癌「和平共處」，撥開生活的陰霾，讓生命充滿陽光。

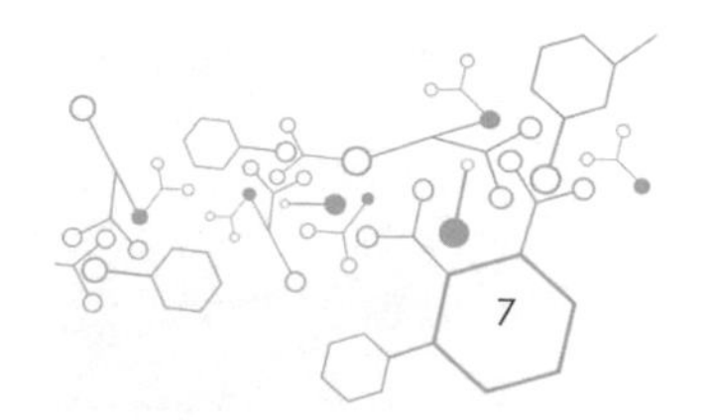

前言

五十多年的從醫生涯中，我可能比一般醫生與癌症結緣更深。這倒不是我的學識有多豐富，而是因為：首先，我的母親患肝癌早逝；其次，鼓勵我創建腫瘤醫院的陳敏章老部長，因為癌症過早離開我們；再者，到了花甲之年，我自己也患了癌症。幸運的是，我已「重生」十年了，成為意外的倖存者之一。

近幾年，應馬來西亞《光明日報》之邀，我每週為「良醫」版撰寫一篇文章，內容涉及癌症的預防、治療及康復，多半是根據臨床所見所聞所思隨感而發，信手而寫，並無系統，也無先後。二〇一二年，《光明日報》曾將我寫的近百篇文章彙編成《癌症專線》在馬來西亞出版。這次，承蒙該報首肯，將近一年來撰寫的六十多篇文章，彙集成《與癌共存》在中國出版。在此，非常感謝《光明日報》總編輯、編輯的慷慨、無私，感謝統領《光明日報》的星洲報業集團的領導和朋友的支持和幫助。

正如在本書首篇〈與癌共存：思路的歷程〉文中所説，我和我的復大團隊奉行的「與癌共存」理念和由此制定的治療策略，得到大師們的鼓勵、支持、指導和修正。中國醫學界三大泰斗——吳孟超院士、王振義院士和湯釗猷院士，長期以來十分關注我們。在本書出版之際，他們不顧年邁，不吝筆墨，寫來熱情、誠摯、中肯、感人的序言，給本書增色添彩，也為抗癌治療指明方向。偶有些讚美之詞似乎有過，權當老師和前輩的關切和激勵，謹表示衷心感謝。

二〇一〇年，我曾編著《我對癌症患者講實話》，該書先後被譯成印尼文、英文、泰文、阿拉伯文，在國外發行；二〇一三年，我又編著了《跟我去抗癌》，該書也被譯成英文。二〇一三年，臺灣著名作家焦桐教授將這兩本書中文版合併，在臺灣出版；稍後，該合訂本又獲馬來西亞著名報人和作家蕭依釗女士青睞，在馬來西亞由《光明日報》出版。兩本書均受到許多患者和關注癌症的人士讚賞，有的人拿著書來找我看病，我備受鼓舞，也甚感欣慰。此次出版的《與癌共存》是前兩本書的補充、發揮和修正。

著名超聲介入專家、清華大學和解放軍總醫院董寶瑋教授幾次建議我：「到了我們這個年齡的人，應該坦坦白白寫點自己的經驗和感受，不管是對的還是錯的。」現在《與癌共存》就是一本「感想書」、「隨筆書」，主要記錄我的臨床實踐，披露我的真實感受。我想，這也許就是我對這位老朋友建議的一個交代。

我要感謝廣州出版社編輯為本書簡體版的出版作出的重要貢獻；感謝我院策劃部胡菁女士、林海燕女士在編排校對中作出的辛勤勞動；感謝伍錦華女士為本書設計了精美的封面。

醫生看病是科學、知識、悟性和經驗的結合，既有技術因素分析，又有人文和藝術因素的支持。本書肯定存在許多不足、錯誤，對治癌的觀念、策略和方式，有不同看法和意見者肯定不少。我只希望 能拋磚引玉，激起討論、爭論，求得批評和指正。不管怎樣，如果 這本彙集能給我們的病人——那些與我在同一戰壕裡抗擊癌症的「癌友」——在選擇治療時一點啟迪和參考，我就深感萬幸了。

徐克成

二〇一六年一月

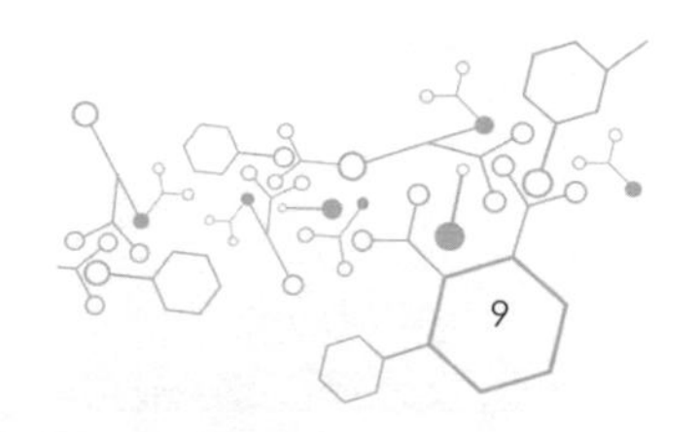

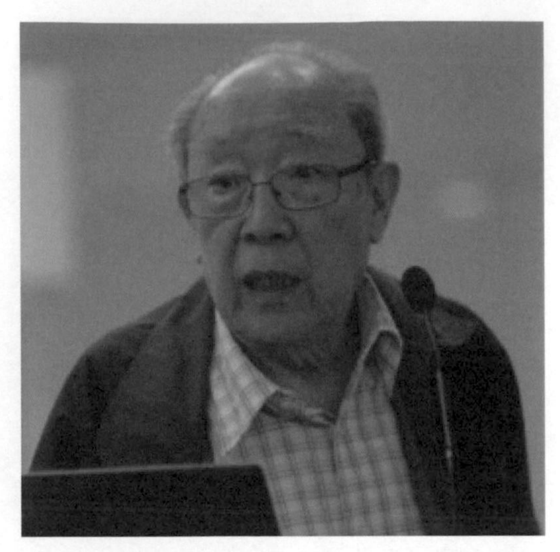

吳孟超

中國科學院院士、教授，
二〇〇五年度國家最高科學技術獎獲得者，
被譽為「中國肝膽外科之父」。

百年來，醫學領域對癌症研究有了重大進展。手術、放療和化療，無論是技術，還是其對癌症的療效及精准度，都有了很大的提高。分子生物學尤其是人類基因組學與蛋白質組學研究的不斷深入，為個體化治療和精准治療創造了條件。

然而，癌症治療仍然是擺在醫學介面前的一大難題。十多年來，某些癌症死亡率的下降主要歸功於早期發現和早期治療，而不是某種藥物；對於大多數進展期癌症化療難以讓患者真正地生存受益；針對基因或受體的靶向治療（除對個別癌症外），尚難以改變最終無效的結局。

著名血液病專家麥爾·格裡夫斯 (Mel Greaves) 在他的《癌症：進化的遺產》中，從達爾文進化論的角度闡明癌症「既涉及非常古老的進化遺產，也牽涉近期的進化」，提出癌症「在某種意義上是自然的一個天然組成部分」、「癌症發生的近因或原因是基因變異或突變，是偶然性在規則控制下作用的結果……受到進化史的限制，但同時也被其推動，是進化的必然產物」。作者上述獨到的見解，提示醫學界對癌症治療應有新思路，同時也揭示現今的治療為什麼常常失敗可能存在深層次原因。徐克成教授多年來從事癌症診治研究，積累了豐富的實踐經驗。他提出並實施的局部消融 (冷凍、納米刀)、靶向血管介入和旨在提高天生的和適應性抗腫瘤免疫機制的聯合治療，讓一些進展期癌症患者長期與癌共存，有的甚至幾乎「治癒」，這是十分可嘉的探索與實踐。醫學研究物件是人的生命，在長期理論探索與臨床檢驗中形成的醫學體系，具有極強的實踐性。動物實驗的結果不一定適合所有病患；不同的人，患病也存在明顯的異體性或異質性。古希臘哲學家希波克拉底說：「對於一個醫生來說，瞭解一個患者，比瞭解一個患者患什麼病重要。」有人說醫學是藝術，這話有道理。一位臨床醫生，首先要愛患者，對患者的具體病情認真觀察、分析與思考，然後作出盡可能準確的判斷，制訂治療計畫，予以實施。若不將患者當成親人、老師，即使有再多的「理論」，也成不了優秀醫生，也不會給患者帶來任何益處。讓我十分欽佩的是，徐教授是一位始終在臨床第一線工作的實踐者，他懸壺濟世的慈愛之心和不斷追求的前瞻性思維，尤其是身患癌症以後，仍鍥而不捨，勤於奉獻和創新的精神，已經成為我們這個時代同行的楷模。徐教授將日常臨床工作中親自治療的病例，結合當今治療癌症的新理念，撰寫成一篇篇短文，發表在媒體上，感動了不少患者和關注癌症的人士。今又彙編成書，並取了一個貼切的書名「與癌共存」，這是十分有意義的事，也讓我十分欣佩。「與癌共存」應該成為治癌新理念和指導臨床治療的重要策略，作為與徐教授相知相交數十年的同道和朋友，對於本書的出版，我深表祝賀，也樂於向讀者推薦。

中國科學院院士

吳孟超

二〇一六年一月

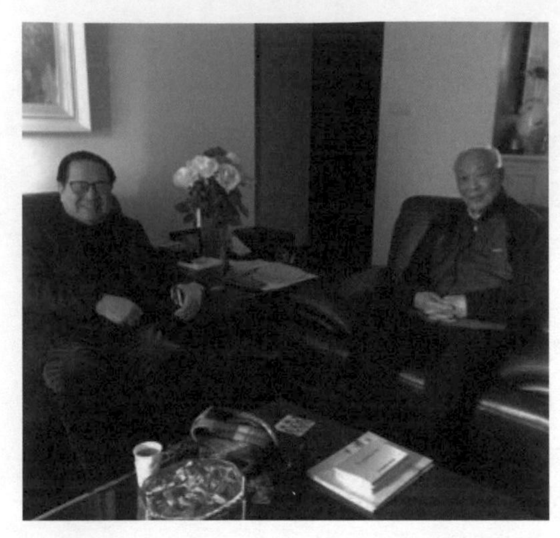

王振義

中國工程院院士，
法國科學院外籍院士，
上海交通大學醫學院附屬瑞金醫院終身教授。
二〇一一年國家最高科學技術獎獲得者，
腫瘤「誘導分化」療法第一發明人。

王振義院士 (圖右) 與作者

徐克成教授希望我為他的新作《與癌共存》寫點評述，我感到可以寫也應該寫，因為我一直對徐教授在臨床實踐中所取得的成就感興趣，也替他高興。我覺得應該把他的治癌經驗、思路和創新方法向臨床醫生介紹，使更多的癌症患者獲益。我曾經看過不少經過徐教授和他的團隊治療後長期生存的患者。其中有一位二十八歲轉移性卵巢癌患者，患病兩年，已到晚期，腹腔內多發轉移，大量腹水，但經手術為主的治療後，奇蹟般活下來了。據説術後她只是接受了四次「溫和」的化療和免疫治療，迄今她已「無病」生存五年多了，正在醫院做義工。我難以相信這位女士的癌症已經「治癒」，很可能就是「與癌共存」。

大約八年前，在闊別二十多年後，我和徐教授再次相遇，高興之餘，我們暢談了癌症治療的理念和設想。我建議他去調查一些在二十世紀九〇年代失去生存希望，後來接受一種非特異性免疫治療的患者。結果令我們甚為震驚，三十八名患者中，竟然有二十八名生存了五年以上。這給了我一個深刻的啟示：也許癌症治療要換一個思路。

什麼是癌症？自從病理學家魏爾嘯於一八五五年發現癌症的細胞病理學以來，癌症醫學從未像今天這樣取得進展。目前，大多數病理學家公認的觀點是：癌細胞原本是正常細胞。人體細胞有 40 萬億 ~60 萬億個，有 3.5 萬個基因，每個基因含有數千個鹼基對，當 DNA 受致癌物質損壞時，基因易發生突變，並累積起來。不僅如此，在細胞分裂時，基因複製產生的隨機錯配也可以引起基因突變。這種突變在我們體內，每時每刻都在發生，伴隨著我們無法擺脱的自身衰老、再生、癒合、繁殖的生理過程，發展到生病、癌變過程。因此，從某種角度來看，我們無法完全擺脱癌症。也就是説，像人類這樣的生命體，在很多情況下，都是「與癌共存」。

基於上述認識，也許我們要對現在的癌症治療重新思考。癌細胞是從正常細胞變來的，是「正常自我的扭曲態」。癌症患者體內有癌細胞，也有正常細胞和組織 (如造血細胞和組織)，處於一種癌細胞與正常細胞和組織共存的狀態，所以單純用殺傷消滅的方法治癌，必然「殺敵也傷己」，甚至「傷己大於殺敵」。有的病人因化療過度而離世，就是這個原因。研究結果表明，體內不斷有突變的細胞產生，它們之所以不都聚集形成癌組織，就是因為機體對這些已經成為「非我」的細胞，有對抗、消除或改造，使之「改惡從善」的機制。我們應用全反式維甲酸誘導分化治療急性早幼粒細胞白血病，達到很高治癒率的效果，就是讓惡性細胞「改惡從善」的範例。但這種治療新思路尚未在其他類型白血病或實質性腫瘤中實現，即使在這方面的研究已有進展。在更多情況下，就我們目前的認識，免疫，尤其是先天的和治療措施啟動的免疫機制和功能，可能是控制癌症發生和發展的重要途徑。

《與癌共存》中的文章，是徐教授臨床實踐中一些故事或隨感，有成功，也有失敗；有經驗，也有教訓。他沒有宣稱「治癒」。他作為一個醫生，為病人治療的成功而讚嘆、高興，為病人治療的挫折而焦慮，甚至痛苦。美國特魯多醫生講過，醫生看病，有時是治癒，常常是幫助，總是去安慰。徐教授和他的團隊將局部治療 (例如冷凍消融、放療、血管介入) 和全身治療 (例如免疫、營養和選擇性化療、中醫藥) 整合起來，立足控制和「呵護」，求得病人生活品質的改善和生存期的延長，已經取得實際效果，有的效果是驚人的，值得稱讚。世界衛生組織稱，癌症是可以控制的慢性病，其內涵就是「與癌共存」。徐教授提倡的治療策略和措施，是實踐「與癌共存」理念的有益創新。

有人説，一個人的境界有四個層次：自然境界、功利境界、道德境界和天地境界。在我和徐教授的每次交流中，他總是從道德和天地的境界提出一些前瞻性問題。這讓我們之間多了許多共同語言和認識，也使我認識到，徐教授之所以能在「與癌共存」觀念下，救助那麼多病人，除了技術外，還有許多人文因素。俗話説，醫者父母心。愛人，愛病人，永遠是醫 生從醫的基礎。

我曾拜讀過徐教授以前編著的癌症科普書《我對癌症患者講實話》和《跟我去抗癌》，很為感動，並深受啟發。這次出版的《與癌共存》，很有新意。相信本書的出版不僅有益於廣大癌症患者，對我們這些從事腫 瘤診治的專業人士也有啟迪。我對本書的出版表示祝賀，也熱誠推薦。

中國工程院院士
王振義

二〇一六年一月

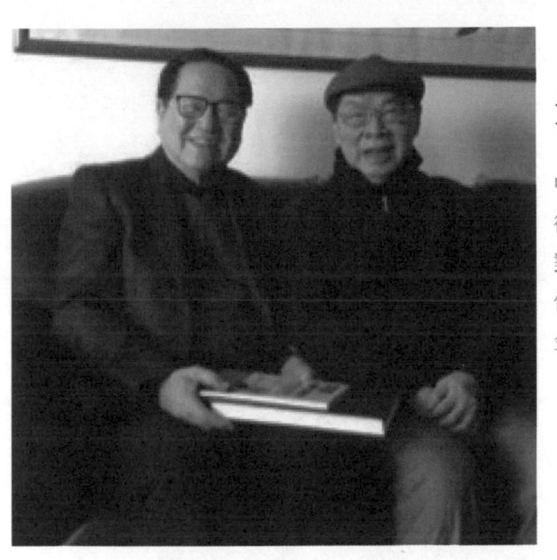

湯釗猷

中國工程院院士，
復旦大學肝癌研究所名譽所長、教授，
對「亞臨床肝癌」概念和理論的建立，
作出了重大貢獻，是美國癌症研究所「早治早愈」金牌獲得者。

徐克成教授是我多年的好友，他要我為他的新著《與癌共存》寫序，我欣然命筆。這倒不是我有資格去寫，而是書中不少觀點和我相同，為此，想通過寫序共同呼籲對「抗癌戰」的戰略進行反思。他給我看了書中的幾篇內容，我覺得不僅文字生動，而且新意明顯，又富含哲理。我認為這不僅是一本好的科普作品，而且是更新「抗癌戰」戰略的好書。

二〇一一年，我編著了《消滅與改造並舉——院士抗癌新視點》，二〇一五年又出了第二版。 書中前言開頭一段是這樣寫的：「近百年的抗癌戰，主要目標是『消滅』腫瘤，應該説取得了長足進展，但距離攻克癌症還有很大的距離。早診早治雖較大幅度提高了療效，但要再進一步提高就十分困難。看來光靠『消滅』不夠，還要考慮『改造』，包括對殘癌的改造，使之『改邪歸正，帶瘤生存』。也包括對機體的改造，使之提高自身的抗癌能力。」我看過《與癌共存》的幾篇內容，瞭解到徐教授他們之所以取得治療的成功，在很多情況下，就是既用冷凍等消融手段去消滅腫瘤，又用免疫治療去提高患者機體的抗癌力。

去年，我在中華醫學會腫瘤學年會上作了題為「發展有中國特色的醫學」的報告，我認為這是隨著中國崛起所帶來的歷史使命，而實現這個目標需要有中國元素。中國元素主要就是符合中國國情和中國思維。中國思維需要發掘優秀的傳統文化，《與癌共存》一書中就曾引用《黃帝內經》:「大毒治病，十去其六……無毒治病，十去其九……無使過之，傷其正也。」這不也值得當前抗癌戰「斬盡殺絕」方針的反思嗎？

無獨有偶，根據我正在寫的新書，幾個月前在大查房時對癌症的定義説了這樣一段話:「癌症是長期內外失衡引起的內亂，是以局部細胞遺傳特性改變為主要特徵的全身性慢性疾病。」這種「內亂」和徐克成教授的觀點不謀而合。癌症不同於傳染病的外界病原體入侵，它是機體本身出了問題，癌細胞是由正常細胞變來的，不是外來的。傳染病的治療主要是消滅入侵之敵，癌症的治療則既要消滅主要的叛亂者，也要勸降處於劣勢 之殘敵。

徐教授宣導的治療策略和措施，是實踐「與癌共存」理念的具有革新意義的創新。我預祝《與癌共存》一書的出版取得更大成功！

中國工程院院士
湯釗猷

二〇一六年一月

CHAPTER 1 與癌共存

◎「與癌共存」：思路的歷程

◎丹麥女士的故事

◎當你被診斷出癌症後

◎「循證」性免疫治療

◎孔子七十五世孫患的「慢性病」

◎皇族夫人的故事

◎他開著汽車來看我

◎王教授的膽管細胞癌「原地不動」了

「與癌共存」：思路的歷程

喧鬧的世界，苦累的人生。
十載探索，祈求命運淡定。

「與癌共存」，意即身上有癌存在，但人活著，活得開心，活得健康。

有人把「與癌共存」戲稱為「與狼共舞」。他們認為，癌就是狼，既然是吃人的狼，就要趕盡殺絕。這可能也是近幾十年來，抗癌大戰勝少敗多的原因。科學家們用了無窮的精力，花費了天文級的經費，研製出了無數殺癌的藥物，但是，除少數癌症外，多數癌症的死亡率卻並沒有下降。

人們對癌症的治療有錯誤的認識。如同壞人都是從好人變來的那樣，癌細胞是正常細胞的「叛徒」(突變)，終結癌症只是一個美妙的幻想。對於從正常細胞「叛變」而來的癌細胞，雖然要鎮壓，但「殺殺殺」不能最終解決問題，最好的結局仍是「共處」。

活下來是硬道理

我對「與癌共存」的認識，既來自我作為一個醫生做出的專業性探討，更源自我的親屬，尤其是我自己也是癌症病人。也許與一個醫生為病人 CT 片上「腫瘤縮小」而欣喜不同，作為一個癌症病人，我關心的是自己能不能活下來；也可能與一些醫生發現隨機、對照試驗結果——用藥組患者的生存期比對照組長幾個星期——可以寫成一篇漂亮論文而產生成就感不同，我更關心的是自己能活幾年、十幾年，能不能工作、做研究和享受生活。活下來是硬道理。

我對「與癌共存」的認識，還源自同事、同道的啟發和交流，我特別感恩老師和大師的關心、鼓勵和指導。

殘酷的現實

一九七一年，我是一個住院醫師。一天，我的母親從百里之外的老家來看我，我驚詫地看到她隆起的大肚子。母親患上了肝癌，是晚期。兩個半月後，她永遠地走了。

殘酷的現實促使我開始研究癌症，尤其是肝癌的早期診斷。但是，大多數癌症被發現時已處於進展期。如同我的母親那樣，大部分患者很快結束了生命。

一九九七年年初的一天，在北京優美的北海邊，原衛生部部長十分簡樸的辦公室裡，時任衛生部部長的陳敏章教授對我說：「腫瘤將會越來越多，去辦一所腫瘤醫院吧，重點延續癌症病人的生命。」他特別加了一句：「把一些有用的新方法拿過來，有些是會讓病人與癌症共存的。」

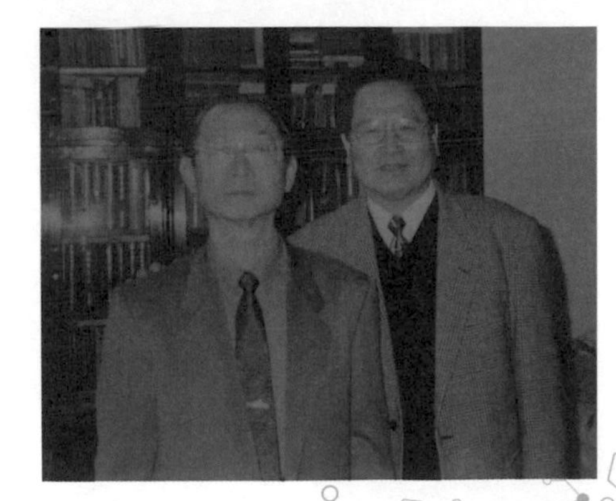

→ 一九九七年，時任衛生部部長陳敏章 (左) 與作者。

這是「與癌共存」理念首次印入我腦中。

但是，第二年，陳部長就因為癌症離開了我們。「延續癌症病人的生命」，是他留下的使命，也是醫者的責任。

氬氦冷凍

一九九八年，美國 FDA 批准「氬氦冷凍手術系統」用於腫瘤局部消融。像如今時髦的「追星者」那樣，我馬上飛到美國加州，去到距離洛杉磯一百公里的風景優美的小城 Irvine，訪問了生產氬氦冷凍系統的公司。但被知，這是一項高科技設備，只能看，不能記錄，更不能攝像。隨後，我去到距離舊金山一百多公里的一家醫院。來自斯坦福大學的外科教授十分熱情，向我展示他們應用「氬氦冷凍」「根治」肝癌的成績。我很興奮，期望這個技術就是陳部長希望我「拿來」的新方法。

在中國，我們是最早一批從美國引入「氬氦冷凍」設備的團隊之一，這種設備後來在中國被美名為「氬氦刀」。以該「新方法」為基礎，我和同道們籌建了復大腫瘤醫院。

我們很快發現，這種「刀」對於小腫瘤，可以代替手術，達到「根治」的效果；對於大腫瘤，甚至轉移性腫瘤，可以「減瘤」。所謂減瘤，意即如果腫瘤不能切除，就用手術方法將腫瘤切除一部分或大部分，以延續病人生命。氬氦冷凍似乎比手術有更好的減瘤效果：第一，可以用微創技術實施經皮冷凍，這種做法對病人傷害小；第二，手術中加上氬氦冷凍，可使減瘤更充分；第三，有人比較了手術切除和冷凍消融治療肝癌的長期效果，發現冷凍後復發較少，據説冷凍後產生的鹼性生長因數較少，而這種因數會促進腫瘤復發；第四，許多研究顯示，氬氦冷凍可以誘發「冷凍免疫」，冷凍後腫瘤細胞被破壞，釋

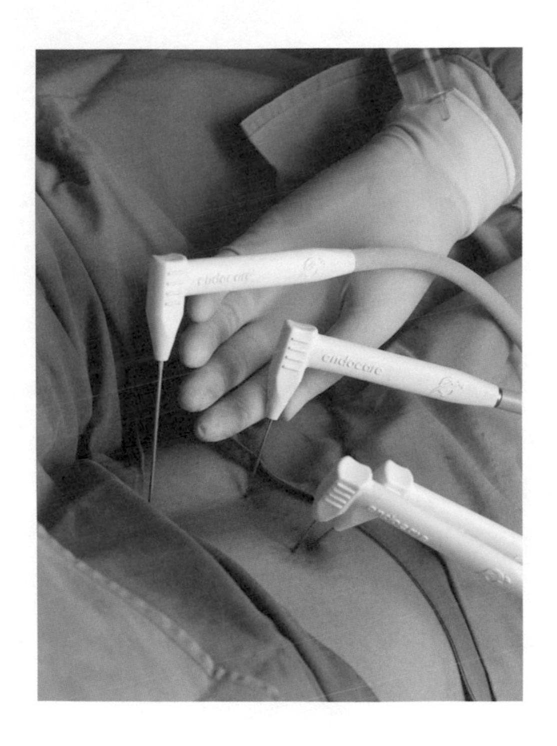

放抗原，會激發機體的抗腫瘤免疫功能。

冷凍治療在復大腫瘤醫院迅速開展起來，先是治療肝癌，再是肺癌、胰腺癌。先是手術中冷凍，再發展到影像引導下經皮冷凍、腹腔鏡下冷凍……

← 經皮穿刺氬氦冷凍治療。

病人的喜悅

我憂心忡忡，不知這種新技術能否讓我們的病人真正受益。二〇〇六年，當冷凍治療的病例積累到一千例時，我們租用廣州新港西路一家小餐館，召開了「我要生存」邀請會。許多曾在我院治療的病人聞訊趕來，講述自己「起死回生」的經歷。

湖南益陽的工程師魯先生，講述了自己「百日煎熬」的感受。他患了肺癌，當地醫生說只有 100 天壽命。他和太太每日以淚洗面，用減法計算自己在這個世界上剩下的天數。其外甥是一名記者，資訊靈通的外甥讓他來我院治療。魯先生流著淚說：「現在我已活過第 6 個 100 日了。」

譚先生，一位年輕的員警，家在離廣州兩百多公里的英德縣。他的肝右葉長了一個直徑 13 釐米大小的腫瘤，有腹水。曾經想要安樂死的他說：「我活下來了，這個世界多麼美好呀！」

最小的病人銘仔，這天成了「靚仔」。五年多前，銘仔因為頸部巨瘤不能吃、不能講，陷入死亡邊緣。他患的是惡性畸胎瘤，一種帶有先天色彩的特殊腫瘤。如今，不能說其身上沒有腫瘤細胞，但他能吃能走能跑，能像健康孩子一樣上學了。

病人的喜悦和感受感動了全場，幾位來自其他醫院的專家講出了在平時不可能講出的話。一位來自某綜合醫院的化療科主任說：「作為醫生，我們首先要考慮病人。過去我們常常不管什麼情況，化療，化療，化化化......」另一位來自著名大學附屬醫院的放療科主任說：「我們常常也是放療，放療 ...... 我們不能只管殺滅腫瘤，而不顧及患者的生存品質，癌症看來可以與人共存。」

我相信能「與癌共存」

然而剛進入二〇〇六年，我就被查出患有肝癌，並且病理顯示是膽管細胞性肝癌，腫瘤雖然切除了，但這比一般的肝細胞癌惡性程度更高。一篇主要研究華人膽管細胞性肝癌的文獻顯示，其五年生存率為 5%，化療、放療都不能改善生存率，尤其是由於這種腫瘤易早期轉移。為了活下來，我必須有不一樣的思路和策略。我為自己制定了包括免疫、營養、運動在內的康復程式。我相信，我能「與癌共存」。

院士的啟迪

二〇〇八年，我與闊別二十多年的王振義院士重逢。王院士是著名的「誘導分化」療法的首創者。他應用維甲酸成功治療了早幼粒細胞性白血病，開創了癌症史新篇章。他說：「癌症治療要創新。許多療法很『新』、很獨特、也很科學，但為什麼治療效果很差？關鍵是忽視了整體，忽視了免疫。」他要我去請教他的學生孔醫生。

那年的五月份，我和孔醫生租了一輛計程車，跑遍上海的大街小巷，走訪了 38 名於二十世紀九〇年代接受一種疫苗注射的病人。他們都是被認為無生存希望的晚期癌症患者。讓我們驚奇的是，38 名患者中只有 5 名死於癌症本身，其餘都活了 5 年以上。上海地大人多，尋訪是艱苦的。為了找到一名鼻咽黑色素瘤患者，我們設法調出他在上海一家大醫院的兩次住院病歷。一九九一年的首次住院病歷顯示，患者因為鼻出血住院。手術記錄顯示其腫瘤直徑 7 釐米左右，與周圍結構粘連在一起，手術只切除了 70% 的腫瘤。術後他接受了 32 次放療，腫瘤未縮小。二〇〇三年他第二次住院，記錄顯示：「患者第一次出院後，接受了一種免疫治療。近年來，一直正常，直到一個月前，再發生鼻出血，入院檢查，發現腫瘤復發……」美國《新英格蘭醫學雜誌》曾報導一名癌症患者接受 T 細胞免疫治療後，存活兩年，在世界上引起關注。而我們隨訪的這個病人，竟「與癌共存」了十二年，真了不起。看來正如王院士所説的，免疫「疫苗」發揮了作用。

王振義院士說：「免疫能控制腫瘤。但是癌細胞千差萬別，同一種癌細胞也不斷變異，因此免疫治療法應該是千軍萬馬，隨機應變。非特異性免疫治療起最重要作用。」

按照王振義院士的思路，我們設計了提高患者免疫功能的聯合免疫療法 (CIC)。這是把多種免疫治療——特異性的和非特異性的、注射的和口服的、中醫的和西醫的——按照病人具體情況 (全身狀態、免疫功能)，個體化、聯合或選擇性應用的一種療法。當然，我本人首先充當了「小白鼠」。

進而，我們又將冷凍消融 (CSA)、癌症聯合免疫 (CIC)，加上血管 (微球) 介入療法 (CMI)，按照病人具體情況，個體化應用 (P)， 整合成「3C+P」的治療模式，主要用於不能手術切除、放化療無反應或不適宜或復發性癌症患者。

我們的設想是：癌症是機體「內亂」，不是「外敵」入侵。如前所述，癌細胞是正常細胞突變而產生的「叛徒」。要將癌細胞斬盡殺絕是不可能的。對於癌細胞形成的瘤塊 (例如肝癌、肺癌)，重在消滅 (手術、消融、放化療)，但對於殘存的癌細胞，主要是控制、呵護和改造 (免疫、營養、中醫中藥)，與癌共存。

印尼巡訪

二〇一〇年五月，一位印尼的病人林女士給我來信，要我和她分享生存七年的快樂。她是一位子宮癌患者，二〇〇二年她跟隨正在珠海開工廠的哥哥來到我院。當時，她的肚皮膨大，下腹部硬梆梆，像埋了塊石頭。她曾在印尼最大的國立腫瘤中心接受手術，術中發現腫瘤「固定」在骨盆底部，已轉移到卵巢、子宮體、周圍淋巴結、腸管。她不接受化療，認為年過花甲了，不想再痛苦。她在我院接受了經皮冷凍消融，再接受了手術切除。治療後腫瘤連同轉移幾乎完全清除。

看了林女士的信，我和同事迫不及待地飛到雅加達，去到了位於西郊的林女士家。她給我看了最近的 CT 和血液檢查結果，一切正常。

隨後，我開始了印尼十天行程五百萬公尺的拜訪。我走訪了 27 位曾經在我院接受治療的各種癌症患者，努力尋找他們生存下來的奧秘。許多人身上依然有腫瘤存在，但幾乎沒有一個臥床不起。他們多是華裔，對同是龍的傳人的我熱情、感恩。在離萬隆三十多萬公尺的一個小鎮上，一位患肺癌的八十一歲老太太，硬是陪著我一家家拜訪了7個病人，全然不顧她肺內依然存在的兩個瘤塊。

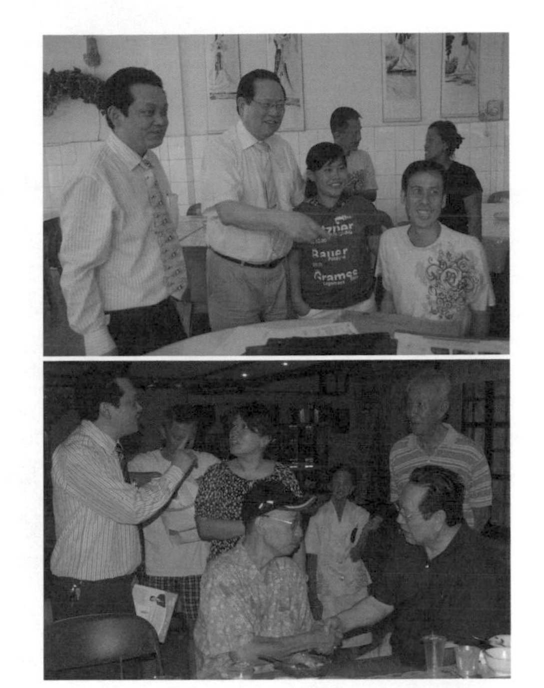

→我和同事到印尼隨訪曾在我院治療的癌症患者。

江門老人

我相信：癌症可以與人共存，癌症是可以控制的慢性病。二〇一二年八月，我帶領團隊隨訪了145名晚期癌症患者，其中非小細胞性肺癌98例， 肝細胞癌37例，胰腺癌10例，存活三年或三年以上者，分別有11、12和1例；生存五年者分別占7%、22%和10%；有1例肺癌、2例肝癌患者存活十年以上。看起來數值很小，但所有的人原本都被認為預期生命不足半年。

讓我感動的是，五年前我去江門講課，應當地科技局局長之邀，去到離江門五千公尺的新會，看望他八十七歲的父親。老人患肺癌，由於被認為無法治療而在家休養。當時我勸老人到我院接受了冷凍治療。但由於腫瘤太大，腫瘤消融不徹底。這次去江門隨訪，得知老人仍然健在，我立即去拜訪。老人很高興，拿出近期檢查的片子，片子顯示其左肺仍有幾塊腫瘤。

他說很高興，因為他終於看到第四代重孫了。這位曾做過江門製藥廠廠長的老人笑著說：「我是幸福的與癌共存者。」

部長讚賞

從二〇一〇年十一月起，為了實現「與癌共存」，我們開始了一場攸關國家榮譽的經歷。一個星期日，我突然接到來自印尼的電話，電話通知我「明天下午，準備接收一位病人。」第二天，病人來了，她是印尼時任衛生部部長。作為一個管理三億人口衛生事業的部長，一位美國哈佛大學醫學博士，為什麼突然來我院？她說：「我患了肺癌，而且是晚期的。時間對於我而言成為奢侈品。但我的任務沒有完成，我要與癌共存，讓所有印尼鄉村都有醫生看病。」

意志的力量是無窮的。這位已有多處轉移的異國部長，接受了「3C+P」治療。

她帶著殘存的瘤塊，幾乎從沒有停止過工作。在隨後的 WHO 會議上，她十分激動地向時任我國衛生部部長陳竺院士表示感謝。陳部長稱贊我們「創造了品牌」、「為國爭了光」。

在我的理解中，陳部長講的品牌可能就是「與癌共存」。

二〇一三年二月八日，春節前夕，我收到湯釗猷院士發來的新年慰問郵件，郵件中說：「自從到您院參觀後，我深感您在腫瘤診治上開闢了一條新路。過去說發展是硬道理，現在說轉型也是硬道理。實際上，只有不斷變革才有出路，而變革是沒有窮盡的。您在腫瘤臨床方面開闢了變革的新路，這是難能可貴的，相信會給更多癌症病人帶

來好處 ......」隨郵件的還有一張湯院士和夫人李奇松教授的合照。李教授是我的消化病啟蒙老師，前幾年她患了乳腺癌，看了照片，我格外想念她。

這年春節回上海家中過年，大年初二，我去到位於愚園路的湯院士家。兩位古稀老人好開心，讓座、倒茶。隨後，湯院士介紹了李老師的病情：乳腺癌開了刀，切了瘤；免疫組化顯示“二陰”，HER2 陽性。未化療，接受赫賽汀兩個劑量，副作用太大，停了。李老師是中西醫結合專家，自己開中藥服用。湯院士送我一本他主編的《臨床腫瘤學》，看著這本厚達 1987 頁的巨著，我開玩笑問：「李老師是按照您這本書上的條條治療的嗎？」兩位老師笑了，湯院士說：「我不是講要走變革之路嗎？她也是在與癌共存吧。」

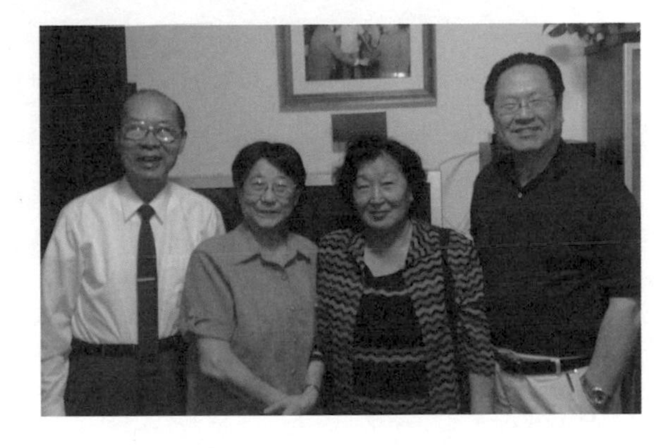

→自左到右：湯釗猷院士及其夫人李奇松教授、我的夫人阮榮玲教授和我。

院士的變革之路

二〇一三年五月，吳孟超院士光臨我院召開的第二屆國際癌症治療論壇。他是腫瘤界巨匠，被譽為「中國肝膽外科之父」，也是我院的名譽院長，一直關注我院發展。這次他一到醫院，就急於走進病房看病人。一位來自印尼的鼻咽癌患者，全身數十處轉移。近十年來，他先後二十八次來我院治療，每次三到五天，或做「介入」，或做「免

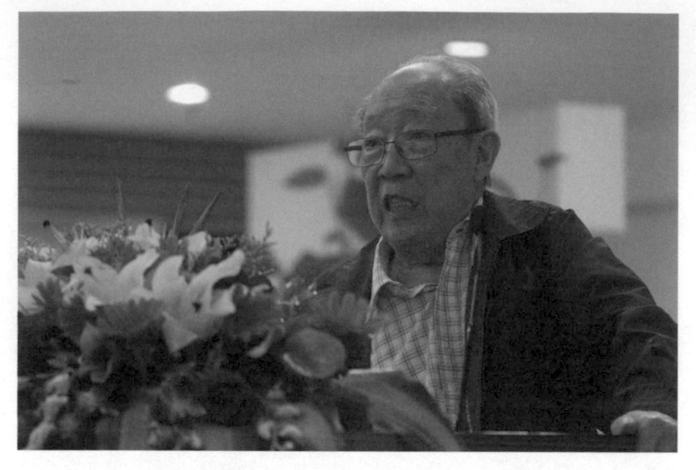

←二〇一三年五月，吳孟超院士在我院召開的第二屆國際癌症治療論壇上作工作報告。

疫」，或者就開點中藥。去年醫院曾為他「與癌共存」八周年開過「慶生會」。也許因為吳院士是馬來西亞華僑，對來自東南亞的病人有著特殊感情，他聽到這個病人的故事後，緊緊拉著病人的手，仔細端詳，說：「如果所有的晚期病人都能這樣『與癌共存』，多好呀！」第二天，在論壇上，九十多歲高齡的吳院士做了四十分鐘報告，中心內容是：創新，把癌症當成慢性病。

Bill 說「世界第一」

二〇一五年四月十一日，國內外專家雲集廣州，出席第二屆(廣州)國際胰腺癌微創治療論壇。廣州復大腫瘤醫院作為主辦方，邀請了美國加州大學洛杉磯分校的 Vay Liang W.(Bill) 教授。他是主攻胰腺病的國際著名消化病專家，也是美國總統營養委員會唯一的亞裔專家。我們相識已有二十餘年。作為朋友，他總是送我黑巧克力，說可以預防心臟病。但他在學術上的「固執」，讓我認識了他嚴謹的一面。

五年前，他來廣州開會，我藉機向他呈上一篇我們有關胰腺癌冷凍治療的論文，希望在他主編的 Pancreas（《胰腺病》）雜誌上發表。他婉拒了，說：「三年以後再說。」他是一個守信的人。從二〇一三年起，他主編的雜誌先後發表了我們的四篇論文，全部是關於冷凍的。這次，他來到廣州參會，特地提前一天到我院參觀，並首先去看了曾在他的雜誌上報導的一例轉移性胰腺內分泌腫瘤患者亮亮。這是一個馬來西亞青年，正在醫院做義工。他的病與約伯斯的病相同，但似乎更嚴重。二〇一〇年，他的血糖只有 1.4 毫當量，幾乎每天均有抽搐昏迷發作。做冷凍治療後，他的血糖立竿見影地上升，迄今維持正常。他的胰腺腫瘤雖然沒有復發，但肝、腎上腺、腹腔和胸腔，均有瘤塊存在。

那幾天，Bill 教授顯得特別興奮。他查閱了來自丹麥的胰腺癌患者郭林的資料。這位患者已健存七年。他還查閱了來白英國的一位胰腺惡性腫瘤肝轉移患者的資料。這位女士二〇一三年來我院治療，她患的腫瘤十分罕見，又叫 WDHA 瘤，每大水樣瀉二十多次。聽說她會回院復查，Bill 教授要我們一定要好好檢查，並要求將她的治療經過寫成論文，送給他的雜誌發表。

Bill 離開廣州前，特地到 CT 室，再次看了正在進行的胰腺癌冷凍消融。他讓我坐下，鄭重地說：「幾年來，我一直在觀察你們。現在我應該說，徐醫生，你們宣導的『與癌共存』是對的。」他將站在一旁的奧地利冷凍治療專家 Korpan 教授拉來坐下，說：「你們冷凍治療胰腺癌，讓病人活下來，了不起。美國沒有做到，日本也沒有做到。你們已經是世界第一。」

「履不必同，期於適足」。「與癌共存」既呵護患者，也呵護癌瘤，既順應癌症的本質和演變，也成全患者的期望和委求。挑戰癌症，「共存」是主旋律。

丹麥女士的故事

胰腺癌患者生存超過八年，故事一定很多。
丹麥的郭林女士，
一位風采依然的退休女教師，將中國當成她的家，
每年必然回「家」……

(故事二〇一三)免疫，讓我的癌細胞休眠了

二〇一三年十一月，復大腫瘤醫院南院區禮堂座無虛席，廣東省生命之光癌症康復協會的200多名會員正在聽一位丹麥女士的演講，題目是「與癌共生」。演講者叫郭林，英文名Gurli。

「與癌共生！」郭林講得沒錯。二〇〇七年，身為教師的她感到上腹部隱隱作痛，於是到醫院做了超聲檢查，結果發現「胰腺有病變」。再查CT並做活檢，最後證實為胰腺癌。她接受了化療，可三個月後，胰腺內病變範圍沒有縮小，肝臟內卻出現了轉移灶。醫生要她「在三個月內做完該做的事吧」，意即她的壽命只有三個月了。她不甘心，到美國去看，可美國醫生沒有不同意見。幾經輾轉，她來到中國廣州，我們為她做了CT引導下經皮冷凍加碘粒子植入。三個月後， 她在丹麥復查，發現胰腺病變範圍縮小三分之一，肝內轉移灶消失。此後，她每年接受一兩次聯合免疫治療。但她的體內仍有癌灶，只是這些癌細胞「休眠」了，不發作了，與她「和平共處」了。

癌症是什麼？是進化的遺產。人的DNA不斷在複製，分佈在

DNA 上 的基因不斷突變，一旦這種突變向著不利於人類進化的方向發展，且這些「不良」的突變又不能及時被人體內免疫系統控制或清除時，癌症就發生了。因此，突變一癌變是人體天生的風險，換句話説，癌細胞見於每個人的體內。患了癌症的人，即便是早期，在其血液和骨髓內也常有癌細胞存在，只是這些癌細胞很隱蔽，處於「休眠」狀態。癌細胞有兩類：普通癌細胞和癌幹細胞。癌幹細胞數量很少，但很頑固，化療對它毫無作用。因此，即使癌症 (如肺癌、乳腺癌) 治療後腫瘤變小了，甚至消失了，也不能就此開心，幾年甚至幾十年後，癌症仍可「回來」，因為癌症的「種子」即癌幹細胞還存在。

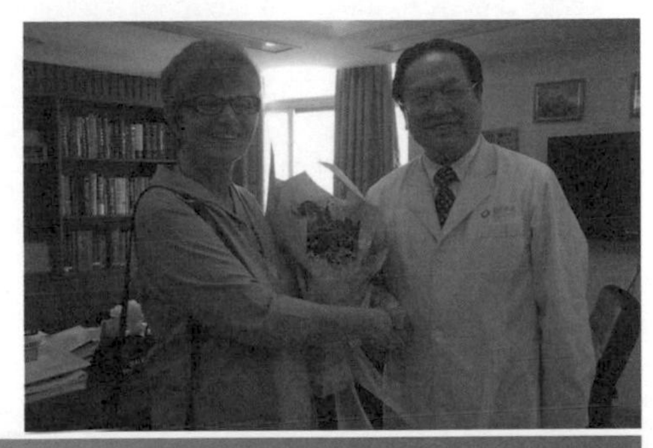

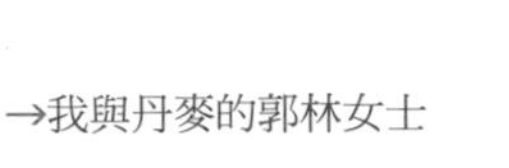

→我與丹麥的郭林女士

↓郭林女士 (左四) 每年回我院

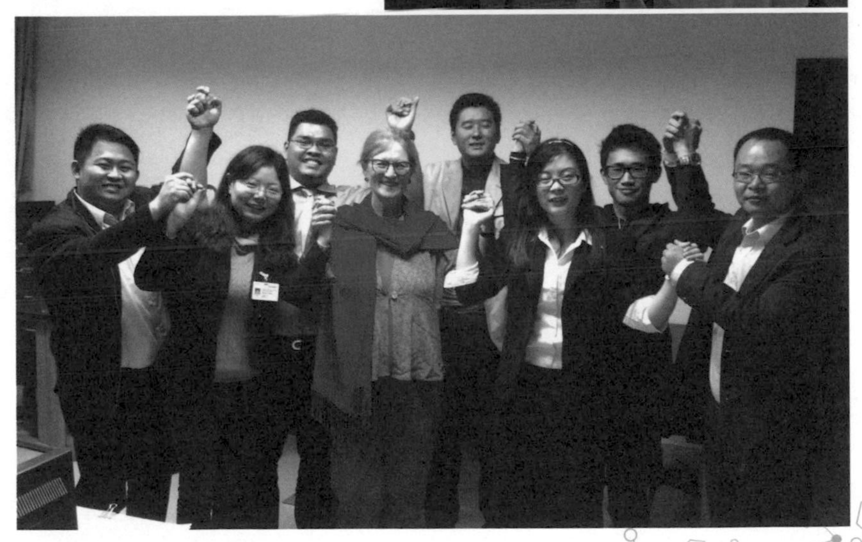

那麼，怎麼樣讓癌症不「回來」呢？就是要維護人體的免疫功能。好比一個社區，要得太平，不生「癌」，就要將一些壞人 (癌細胞) 控制住 (不一定消滅它們)。免疫細胞就像員警，能隨時隨地控制壞人。所以，對於癌症患者，除了採取一些方法消滅「敵人」(癌細胞) 外，很重要的是加強員警力量 (免疫功能)。這就是我們常常給病人做免疫治療的原因。

郭林每年總要回我院做免疫治療。「與癌共生」造就了她的神奇經歷，造就了她的新生。她說：「復大腫瘤醫院是我在中國的家。我很幸運，免疫治療讓我的癌細胞『休眠』了。」

(故事二〇一四) 我在享受人生

二〇一四年五月二十二日，中國中央政府要授予我「時代楷模」榮譽稱號，並準備在北京 CCTV 開發佈會，他們希望邀請我的「病人朋友」參加。郭林聽說後，馬上辦簽證、訂機票，於十九日飛來廣州，然後與我們一起去了北京。

記得那是二〇〇八年十月底，我和穆峰博士應丹麥癌症協會邀請去到丹麥。飛機降落在哥本哈根機場。我們走到機場出口，遠遠看見郭林揮舞著五星紅旗。在異國他鄉看見自己國家的國旗，又是拿在外國友人手裡，我們心裡有說不出的興奮，也帶著幾分自豪。

郭林患的是胰腺癌。二〇〇七年十月，郭林因「膽囊痛」到醫院檢查，發現胰腺內有直徑 2.8 釐米大小腫塊，肝內也有三個腫塊。意外的發現讓她幾乎「休克」，她在丹麥最大的醫院接受了活檢， 一周後結果出來：胰腺癌伴肝轉移。醫生沒有隱瞞她，告訴她可以化療，但不管怎麼治療，生命可能只有兩三個月。她接受了以健澤為基礎的化療，儘管她知道這種治療不會給她帶來實際好處，但這似乎是每個癌症病人都必需經歷的常規。她每天都在擔心這些治療的副作用，準備在頭髮掉光後離開世界，不給她的丈夫和女兒帶來痛苦。

郭林的丈夫是設計師，他們有兩個女兒、四個外孫。她的家人對醫生的説法不能理解，甚至有點憤怒，他們想讓郭林到國外治療。郭林的女兒查閱了世界文獻，發現對她母親所患的胰腺癌，除了化療還是化療，生存期最長就是三到六個月。她失望了，暗暗大哭了一場。幾天後，她在網上看到一個名叫里拉 (Lena) 的女士寫的一篇文章，文章講述了她在中國治療癌症的經過。這位女士患有胸椎軟骨細胞成骨肉瘤，在丹麥接受手術後病情加重，下肢癱瘓，轉往美國接受高劑量化療和幹細胞移植，後癱瘓治好了，但併發敗血症；後又經抗感染治療好了敗血症，但肺部和胸壁出現了十幾個轉移灶。她最後去到中國廣州，在復大腫瘤醫院接受了冷凍治療，控制了病情。郭林的女兒找到了里拉進行諮詢，她決心救她的母親。

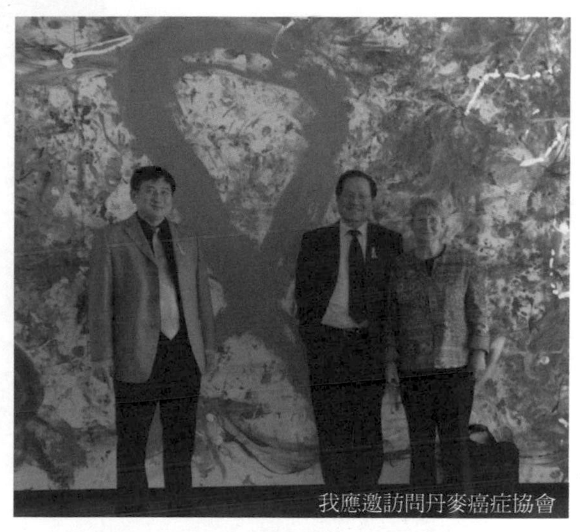
我應邀訪問丹麥癌症協會

丹麥的醫生聽説郭林準備去中國治療，立馬勸阻：「你們發瘋了！」郭林沒有聽醫生的勸阻，她和丈夫毅然賣掉位於哥本哈根市中心的大房，換了一套小房，變現了一筆錢，直飛中國。

郭林在復大接受了 CT 引導下經皮冷凍治療，兩周後出院。一個月後，她回院復查，帶回三件「禮物」：1. 一張丹麥最大的報紙，上面刊登了記錄郭林在復大治療全過程的報導；2. 一張 VCD 片，是悄悄隨同郭林來復大暗訪的記者拍攝的，上面同樣記錄了郭林治療的經過；3. 丹麥醫院最近給郭林拍的 CT 片，她的胰腺腫瘤縮小了三分之二，肝內轉移灶消失。

那次在丹麥訪問，郭林一直陪伴著我們。記得那天在丹麥大學醫院的學術交流結束後，郭林請我們吃晚飯。在海邊一家西餐館坐定後，我們談起了她的疾病。她眼睛紅了，我們一陣沉默。一分鐘後郭林深情地開口：「你們中國的 CCTV 很大，我多想有一天到 CCTV 講講我的治病經歷。原本以為只能活幾個月，但現在我依然好好快樂地活著。我要讓全世界所有胰腺癌病人知道：胰腺癌不是絕症。」

這一次，郭林終於如願以償。二〇一四年五月二十二日下午三時，位於北京南郊的 CCTV 攝影場內，中國最高宣傳機構主辦的「時代楷模」發佈會如期舉行。我和江蘇省的另一位從事農業的專家在這

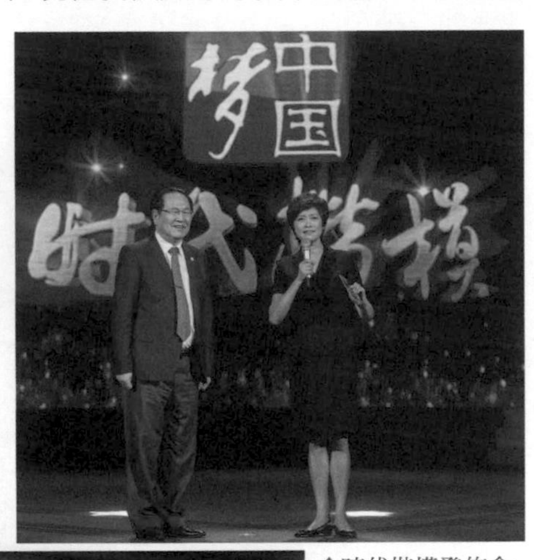

↑時代楷模發佈會

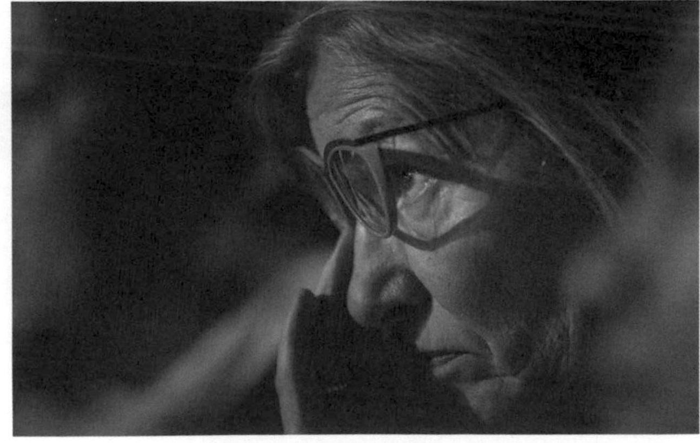
←二〇一四年五月，郭林女士作為特邀嘉賓出席「時代楷模」發佈會。

裡領取獎章。郭林坐在觀眾席前排中央。著名主持人敬一丹主持發佈會。當視頻中出現郭林在復大治療的影像時，攝像機轉向了郭林，螢幕上郭林眼裡充滿熱淚。

第二天，郭林逛了天安門，又登上了長城。回來後，我問她累不累，她說：「不累，好精神呢！」兩周後，中央電視臺播放了「時代楷模」發佈會。

第二天，新聞聯播和焦點訪談又播放了有關的新聞和對我的採訪，其中，郭林的畫面尤為醒目。郭林很高興，她專門錄了下來，看了一次又一次……

郭林體內還存在小的癌結節，只有使用高清的磁共振 (MR) 才能看到。這些腫瘤處於「休眠」狀態，與她「和平共處」。世界衛生組織宣稱：癌症是可以控制的慢性病。郭林的胰腺癌已經變成「慢性病」，這對於一位胰腺癌病人來說，是奇蹟。郭林對我說「她在享受生活」。她是一個頑強和快樂的人，相信上帝一定會讓她這樣的人一直享受人生。

(故事二〇一五)「與癌共存」讓我活下來

二〇一五年八月三日，上班後我早早趕到4區25床。郭林一見我，就從床上跳下來，緊緊地擁抱我，我也緊緊擁抱她，我們彼此對視著。她問：「你好嗎？」我說：「非常好，你呢？」她說：「你看好不好？」她面色紅潤，透著一股「神氣」。那神態，絕對不像一個病人。

次是她第八次來中國，同來的還有她十七歲的孫子。她說要讓她的孫輩感受一下「中國家」。

當天上午郭林接受了 CT 復查。下午，我迫不及待來到放射科，CT 結果顯示郭林胰腺區僅有碘粒子殘跡，未見腫瘤，肝內有五塊低密度區。我告訴郭林這一結果，她笑著說：「早已如此了。這不就是『與癌共存』嗎？」

「與癌共存」是一種觀念。這種觀念讓身患被戲稱為「癌王」的胰腺癌患者郭林勇敢地活下來，我感到欣慰。

癌症是什麼？有位韓國學者寫了一本書《不要和癌症抗爭：要跟它做朋友》。這一說法是否恰當？大家的看法不一定相同，但有一點是肯定的：癌症不是「外敵入侵」。與細菌侵入人體，引起傷寒、敗血症等感染性疾病不同，癌細胞是正常細胞發生「錯誤」演變而來的。我們人體的細胞，無時無刻都在複製。一個變兩個，兩個變四個……細胞複製的本質是核內 DNA 複製，DNA 上佈滿基因，而基因是由四種鹼基組合起來的。人體內有四十萬億～六十萬億個細胞，基因有三萬多個，每個基因則含有鹼基對幾千個。在 DNA 複製中，只要一個鹼基複製錯誤，或者掉了一個，或者換了一個，則複製的細胞就突變為異常細胞。

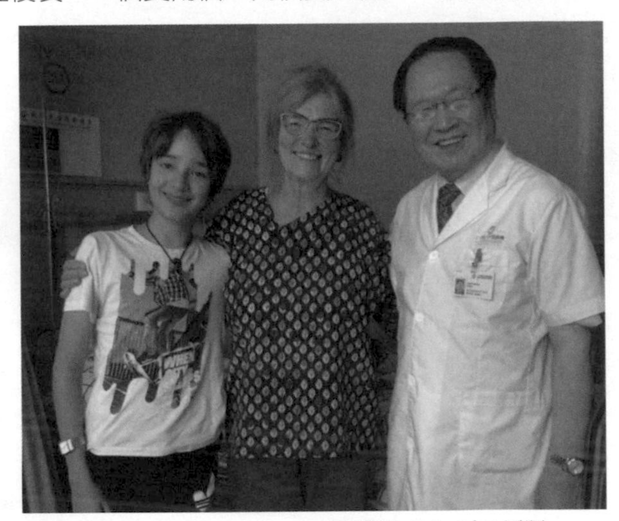

↑郭林女士(中)近照

細胞內有兩類與癌相關的基因，一類叫癌基因，一類叫抑癌基因，分別相當於汽車的發動機和 車。正常情況下，這兩類基因規規矩矩，相互制約，共同維護細胞的正常功能。但如果在複製中癌基因變異，驅動細胞加速複製，或者抑癌基因變異，不能管制住細胞，其結果就是細胞無限制增殖，從而形成癌症。

細胞突變可源於基因本身缺陷，但這種情況只占 10% 左右，大多數情況下，細胞突變是由於微環境的改變。化學物、毒物、放射線、激素、異常代謝物等，均可誘發 DNA 複製異常，即引起突變。

既然細胞複製是生命過程固有的成分，且複製的細胞數量十分龐大， 發生錯誤似乎在所難免；而細胞又生長在微環境中，無時無刻不在受各種理化因素影響、誘惑，自身變「壞」勢在必然。因此，我們體內會不斷有癌細胞產生，只不過，有矛便有盾，體內有免疫細胞，這是一種防衛異己分子的力量，它們會將這些癌細胞消滅掉，不會讓他們聚集，形成癌瘤。

在某種意義上，我們每個人都在「與癌共存」。早在一八五八年，三十七歲的德國病理學家魏爾嘯在他編著的《細胞病理學》一書中就說：「人體內的細胞就像一個國家的人民，能力各有不同，但擁有相同的權利，彼此相互依賴，使人體得以存續。」因此，癌症是某些細胞自以為是、特立獨行的結果，它們由於持續複製而威脅人體。這些細胞就像革命分子，想要推翻身體的統治。

如果用政治性語言講，癌細胞是「內亂」中的叛變分子。對於這些分子，既要打擊(手術、消融、放射治療、化療)，更要控制、改造、共處(免疫、營養)。有人把癌症治療的三大手段稱為「切」(手術)、「毒」(化療)和「燒」(放療)，認為單靠這些手段去「消滅」，不可能達到效果。有人認為，癌症治療就是讓人變得虛弱無力的痛苦經歷。癌症是系統性疾病，腫瘤僅是全身性疾病的局部表現，如同不能只見樹木不見樹林，治療癌症要著眼於全身。腫瘤縮小不一定是成績，病人存活下來，活得健康， 是癌症治療的根本。

癌症發生越來越多，在未來幾十年，癌症可能是人類生命的新常態。因此，「與癌共存」，應作為挑戰癌症的主旋律。

當你被診斷出癌症後……

就像高血壓、糖尿病，癌症只是一種慢性病。

當你被診斷出癌症後，

你要做的是去瞭解它、控制它。

據報導，男性中的半數和女性中的三分之一 ，在一生中的某個時間，可能會被診斷出癌症。當你被診斷出癌症以後，要做哪些事呢？

你不僅要瞭解癌症的詳細情況，包括癌的名稱、大小和部位以及是否已經擴散。還需要瞭解你的癌是緩慢生長的癌還是進展快速的癌，有哪些治療方法，每種方法的效果和副作用。

對於病人來說，當你知道自己患了癌症時，難免驚慌失措。因此在諮詢醫生時，應有陪伴者，最好是家屬親人，如果陪伴者具有醫學常識則更好。

找什麼樣的醫生諮詢？一般認為腫瘤科醫生是首選，但由於癌症可發生於身體的任何部位，因此有時找相應專科的醫生可能更適合。例如皮膚基底細胞癌，這是一種切除後實際上不會復發的腫瘤，皮膚科醫生可能 對其更熟悉；又如甲狀腺癌，這種癌一般要甲狀腺專科處理，應該主要諮詢該專科醫生。

不同癌症的表現和病情不一樣，即使同一種癌症，不同的人也有差異，不同的醫生在判斷、分析和決定上也可能不一致。因此，尋找不同的醫生提出第二種意見，往往甚為必要。

找的醫生應該是：1. 能傾聽你的敘述，不厭其煩地回答你的問題；2. 能用平和的語言通俗易懂地給你解釋治療方法和疾病預後；3. 態度友善，從你的角度考慮問題，將你當成朋友，樂於為你解決困難。

如果你找的醫生，在回答你的問題時態度傲慢，自以為是，或出現厭煩神情，或説話生硬，出口就是「聽我的」、「是我説了算數，還是你算數？」，建議你盡快離開他，找另外的醫生。

當與你的醫生討論治療方案時，要注意瞭解——

治療的現狀。傳統上，手術是治療大多數癌腫的基石。但近年來，手術有小型化趨勢。例如，幾十年前，乳腺癌需接受根治性乳房切除，但現在，一般僅切除腫瘤本身及其周圍少量健康組織，即施行保乳手術，然後術後做放療，有時也給予化療和激素療法。近年來，更小型的微創消融已應用於治療小乳腺癌。有證據表明，在超聲引導下經皮冷凍有與手術切 除相似的療效。哪種治療對你最適合？書本上介紹的治療不一定都適合你。某些癌 症，如鼻咽癌對放療敏感，應首選放療；有的癌症，如淋巴瘤、睾丸精原 細胞癌、小兒白血病、絨毛膜上皮癌，化療效果更好，應首選化療；有些 癌症，雖然可以手術切除，但對於不同的病人，要個體化地權衡利弊。例如肺癌，如果腫瘤很小，部位適合，病人年齡大或肺功能較差，經皮冷凍往往有十分良好的效果；肝癌也如此。有人比較了手術切除和冷凍治療肝癌的效果，發現冷凍治療的患者復發率較低。有的「大肝癌」病人接受了肝移植，看起來非常合乎情理，「換了一個新肝」，殊不知，癌細胞早已存在於血液裡，肝內腫瘤僅是局部表現，換了肝，但沒有消滅所有的癌細胞，術後癌細胞很快會「捲土重來」。又由於術後為了抑制「排異」，需要應用免疫抑制劑，這導致免疫力低下，所以癌症復發率更高。這也是在臨床上，我們常常發現肝癌肝移植後的復發是爆發性的，醫生束手無策的原因。目前認為，肝移植僅適用於小於 2 釐米的「小肝癌」。

權衡效果和副作用。有些癌症，常規治療不一定有實際好處。例如胰腺癌，診斷時絕大多數已不能被手術切除，傳統的治療就是用化療，以吉西他濱為首選。但該藥上市時的報告中，治療組的患者中位生存期只比對照組長 1.4 個月，而且藥物副反應很大，嚴重影響病人的生活品質。設想一下，就算讓你多活一兩個月，可是在藥物引起的嘔吐、噁心、腹瀉下活著，又有多大意義？因此，化療到底對病人是否有利，需要你與醫生共同討論。按照我們的經驗對於多數胰腺癌患者，在 CT 引導下經皮穿刺冷凍治療，優於任何一種化療。再如，有些癌症不一定急於治療，例如前列腺癌，如果病變小，特別是老年患者，最好是「觀察」，而不是用藥。有些高齡癌症患者，對症處理可能優於抗癌治療。現在提倡「綠色治療」，其含義就是不讓患者吃「二遍苦」。已證明應用消融加上免疫治療和中藥調理，可以在不給病人帶來大痛苦的前提下延續患者生命，並至少保持他們良好的生活品質。

如何預防和克服不利的副作用？必須認識到，治療癌症是複雜的，必須有「犧牲」，要找到絕對沒有不良反應的治療方法幾乎不可能，我們要做的是如何去克服、盡量減少副作用。比如治療淋巴瘤，化療是首選，也是唯一可以治癒該病的方法。病人應該瞭解這些，配合醫生，應用適當措施消除化療副作用帶來的痛苦。目前有多種有效的藥物可達這一目的。 有些情況下，副作用是治療的反應，應讓其發生。例如用疫苗治療癌症，還發現，靶向藥物的副作用與療效呈正比，即有不良反應者效果較好。

病人尤其是其家屬，常常會問醫生預後如何，即病人還能活多久。這是一個難以回答的問題。醫生估計某種癌症患者的生存期的主要根據是文獻報導，一般用「中位生存期」或一年或五年生存率表示，但這並不代表具體病人的生存時間。事實上，病人生存期受很多因素影響，包括癌症種類、癌細胞分化程度、部位、有無轉移，以及治療方法，還與病人的生活態度、精神狀態以及社會環境有關。二〇〇一到二〇〇七年的統計數字表明，乳腺癌病人的五年生存率為 89%，肺癌是 16%，但對於具體病人而言，有的生存期很短，有的則很長。

患者應該明白，生存期的估計僅僅是「大概」，作為病人，應該抱著「活在當下，向死而生」的態度，不放棄自己。

「循證性」免疫治療

它是一個狙擊手，只盯著腫瘤細胞，

不像傳統的化療那樣「敵我不分」……

丁老先生已八十四歲了，不久前他在兒子的陪同下，來到了我的辦公室。他走路有些蹣跚，但思路清晰，精神抖擻。他高興地說：「癌症與我做朋友了。」我先看了他帶來的近日檢查的肝臟磁共振片：肝內腫瘤穩定，與幾個月前相比，有減無增。又看了他的血液檢查報告，無貧血，白細胞、血小板均正常，肝腎功能無異常。老爺子來的目的是諮詢到底是否需要再進行免疫治療。

丁老先生六年前被診斷有結腸癌，接受了手術切除，術後病理檢查顯示病變侵犯到腸壁的漿膜層，術中取的十一個淋巴結中，三個有轉移。他接受了化療，但到第二個週期，他就吃不消了。這時做 CT，發現肝內已有三個小轉移灶。醫生勸他繼續接受化療，他拒絕了。後他來我院住院，接受了超聲引導下冷凍消融治療，消除了肝內轉移灶。但做免疫學檢測時，我們發現他血液 T 淋巴細胞降低，於是他接受了樹突狀細胞 - 細胞因數誘導性殺傷細胞免疫 (DC-CIK) 治療。幾周後，他血液 T 淋巴細胞上升到正常。可是半年後，他的盆腔內出現轉移灶，再做血液檢查後發現 T 淋巴細胞又降低了，而且血液中白細胞介素 -2 和腫瘤壞死因數水準也降低。所以他又接受了 DC-CIK 治療，同時皮下注射複合細菌疫苗，每次 0.5 毫升，每週一次。其後，他又接受了兩次轉移灶冷凍消融和兩次 DC-CIK 治療，複合疫苗注射改為每三週一次。

從丁老先生被確診到現在，已經六年多了，這對於一個結腸癌肝轉移和盆腔轉移患者，是不可想像的。其訣竅是免疫治療。他最近的血液檢查結果顯示其血液 T 淋巴細胞有 4 種均低於正常範圍的低界。他是否要接受進一步的免疫治療呢？

免疫治療又稱生物治療，是繼手術、放療和化療後發展的第四類癌症治療方法，系利用和激發機體的免疫反應來對抗、抑制和殺滅癌細胞。臨床上常用的免疫治療包括：1. 非特異性免疫調節劑，包括細胞因數，如白細胞介素 -2、胸腺肽、干擾素、腫瘤壞死因數等，以及能激發免疫細胞活性的藥物，如靈芝、香菇多糖。2. 腫瘤疫苗，例如治療前列腺癌的 Prostvac，已進入 III 期研究；我們和美國密西根大學合作，開發的「癌幹細胞疫苗」，是世界上第一個被證明對癌幹細胞有特殊殺滅作用的藥物；一百多年前美國開發的 Coley 毒素，主要含鏈球菌毒素和沙雷菌毒素，對肉瘤等多種惡性腫瘤有良好效果，而我們將 8 種市售細菌疫苗混合應用 (混合疫苗)，其效果類似於 Coley 毒素。3. 細胞免疫治療，常用的是 DC-CIK 細胞、T 淋巴細胞和自然殺傷細胞 (NK)。T 細胞 (CD3、CD4 和 CD8) 對癌細胞有直接殺傷作用，它們能分泌多種細胞因數，溶解 癌細胞。為了達到殺傷目的，T 細胞必須首先找到癌細胞。但由於癌細胞是從正常細胞變來的，與正常細胞表面差異不太大，又由於癌細胞表面常有偽裝，以致 T 細胞常常很難識別癌細胞。DC 細胞即樹突狀細胞，很機敏，能識別和尋找癌細胞，並把資訊傳遞給 T 細胞，讓 T 細胞迅速去清剿癌細胞。CIK 包括一組由細胞因數誘導的淋巴細胞，能直接穿透腫瘤細胞膜，或釋放許多細胞因數，如白細胞介素 -2、白細胞介素 -6 和 γ 干擾素，裂解腫瘤細胞。從患者的外周血中採集單個核細胞，在 GMP 工作室內，加上各種相應的細胞因數、抗體和其他成分，對它們進行培養、擴增、誘導，再加腫瘤抗原進行刺激，從而獲得 DC 細胞和具有高殺瘤活性的 CIK 或 T 細胞。然後分次回輸到患者體內。如果患者血細胞少，可採用異體細胞 (常由患者親屬捐獻)。

在此，我要特別介紹一下 NK 細胞。

早在四十多年前，就已發現自然殺傷 (Natural Killer，簡稱 NK) 細胞能識別和殺滅腫瘤細胞，無需預先抗原刺激。NK 分化，發育依賴於骨髓或胸腺微環境，主要分佈於週邊血和脾臟，在淋巴結構和其他組織中也有不少量存在。近年來，隨著分離和培育技術的進步，現在已能獲得足夠數量和活性的 NK 細胞。自身 NK 細胞在臨床上已被證明對膠質瘤、食管癌、 直結腸癌、胃癌、乳腺癌有效。一次性輸注 NK 細胞，抗癌活性保持長達 4 周。異體 NK 細胞抗癌作用可能更大，但要注意排異反應。

為了提高 NK 治療效果，應注意：1. 足夠細胞數，一次五十億～一百億個最好；2. 培養時間以十四天最佳，超過 3 周會降低活性；3. 常靜脈輸注，也可按照情況局部給予，包括體腔或腫瘤內注入；4. 由於輸入的 NK 細胞在體內保持活性時間四周左右，因此反復輸注，最好每月或隔月一次；5. NK 效應取決於微環境，特別是某些免疫作用，為此，應聯合其他靶向腫瘤細胞或調節 NK 細胞病毒的藥物，包括化療、細胞因 子 IL-2、IL-12、IL-15 和 IL-21。來自半相合 (單倍同一性) 供體的 NK 需要聯合強有力化療藥，例如大劑量氟達拉濱 (Fludarabine) 和環磷醯胺 (Hi-Cy/Flu)，加上每天注射 IL-2。輸注 NK 細胞前後檢測迴圈腫瘤細胞，有助於監測療效。

與傳統方法相比，免疫治療僅僅針對腫瘤細胞本身，不會破壞正常細胞，不像傳統的化療那樣「敵我不分」。也因此，免疫治療十分

安全，幾無毒副作用。在實際應用時，不是每個癌症病人都需要接受免疫治療，免疫治療

也不是次數越多越好。我們除了仔細分析病情外，主要根據免疫指標來判斷用哪一種或哪幾種免疫療法。例如前述的丁老先生，他的免疫指標如下表，資料顯示其多種 T 淋巴細胞 (CD3、CD8、CD4、CD19) 的數量均低于正常參考範圍。

根據免疫指標數值，我們設計了不同的免疫療法組合，形成免疫治療臨床途徑。我們把這種按照檢測資料制訂的治療方案，稱為「循證」性免疫治療。

現在我們來回答丁老先生是否要做治療這一問題。雖然他的肝臟磁共振檢查顯示其病灶「穩定」，但是他的 T 淋巴細胞數量低下，這説明他的免疫功能衰退，又根據他以前的病症「復發」將是不可避免，應該給予聯合免疫治療 (CIC)，包括 DC-CIK、NK 聯合疫苗等。

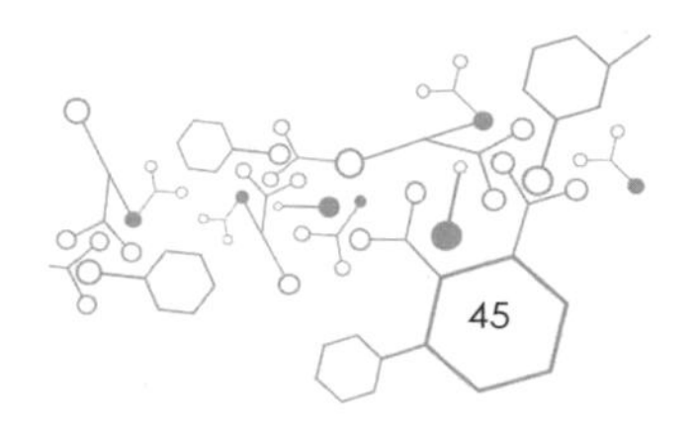

孔子七十五世孫患的「慢性病」

命運，只有「運行」才有命。

他把握了自己，贏得了命

二〇一四年春節後，六區任胡勇對我說：「老孔打電話來，向你祝賀新年。」我問哪個老孔，他說是孔子七十五世孫。我又驚又喜。老孔患的是晚期肺癌，能「健康」活到今天，真是奇蹟！

老孔是孔子的七十五世孫，住在雲南昆明，是一位元經營化工的企業家。在一次體檢中，他被檢查出肺癌，還是晚期。當地醫生告訴他及家人：不能手術治療，壽命不會超過六個月。老孔沒有屈服於命運的安排。他奉行祖訓「義以為質，禮以行之」「禮之用，和為貴」，相信會有「貴人」相救。二〇〇八年，他來到我院，接受了包括冷凍在內的「溫和智慧治療」。出院前，他來到我辦公室，送給了我一本《孔子研究》。

我向胡主任要來老孔的電話，馬上打過去。老孔一下子聽出了我的聲音，高興地說：「徐院長，您什麼時候能來我們昆明做客呀？」我問他身體怎麼樣，他連聲說：「托您的福，好得很呢！」我要他無論如何要來我院檢查一次。

二〇一四年四月底，他來了。他滿面紅光，精神奕奕。在一旁的孔太太告訴我，幾年來，老孔早忘記了自己是病人，天天忙個不停。

在接下來的幾天裡，老孔接受了 CT、MR 和與肺癌相關的各種檢查，結果令人欣慰：沒有發現「癌症證據」。老孔十分開心，他接受了免疫治療後，就出院了。

老孔患的是晚期肺癌，現在真的是「治癒」了嗎？從我的經驗看，很難說，因為 CT 和 MR 沒有查到癌症，不等於癌細胞已被斬盡殺絕了。

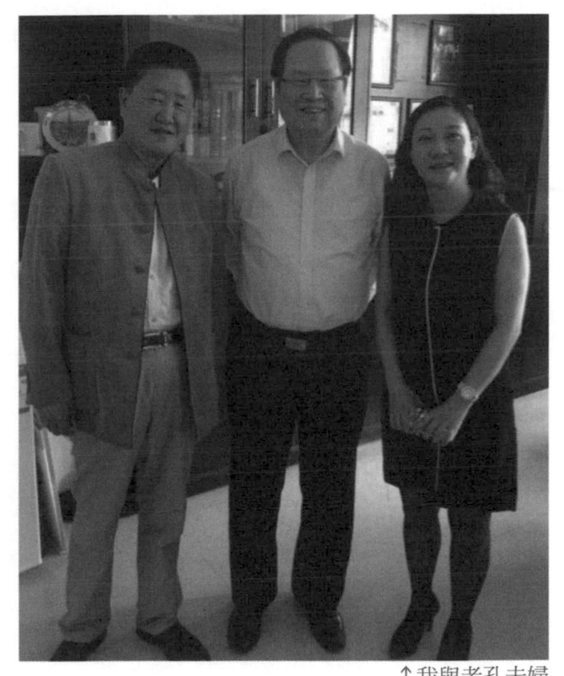
↑我與老孔夫婦

目前認為，「癌症是一種慢性病」。二〇〇六年，世界衛生組織把原來作為「不治之症」的癌症重新定義為可以治療、控制，甚至治癒的慢性病。癌症其實就像高血壓、糖尿病一樣，只是一種慢性病。高血壓、糖尿病目前尚不可以治癒，但可以控制它們，只要採取恰當的治療措施，如控制飲食、鍛煉、戒煙、有節奏地作息和良好的生活習慣，這些患者可以像「正常人」那樣正常生活。

早在二十世紀八〇年代末，美國就有報導：在對八十歲上下老年逝者的屍解中，發現約四分之一老年逝者體內有腫瘤，但這些老人生前都沒有與癌症有關的任何症狀，他們是死於其他疾病或原因。有人估計，如果人的平均壽命達到 100 ～ 120 歲，每個人體內的腫瘤將達到 3 ～ 4 個！美國國家疾病控制中心的專家預測：假定美國公民期望壽命達到 90 歲，那麼，將有 47% 的男性和 32% 的女性罹患癌症。據預測，在 10~20 年以後，每 3 個人中有 1 個將死於癌症。

過去，死亡原因主要是心腦血管疾病，而現在主要是癌症。有人認為，癌症是人類一種較「仁慈」的死亡方式，這是因為心臟病可引起猝死，而癌症是一種較緩慢的疾病，可以讓病人抓緊時間做未完的工作，更珍惜子女和家庭；第二，心臟疾病可以發生在年輕人身上，而癌症是「增年病」，很少發生於 30 歲以下的年輕人身上；第三，癌症的疼痛完全可以通過現代方法予以控制，癌症患者的營養也可以通過恰當方法予以維持。

我們不能阻止癌症的發生，但我們可以「推遲」它的發生。對已發生的癌腫，我們要根據它的部位、大小、性質、特點、生物學行為，堅持「消滅、改造、調節」相結合，能手術切除的，堅決「消滅」它：不能手術切除的，則採用微創技術「消除」它的「有生力量」，同時「培育」和維護體內的防禦力量，即免疫機能，使之與癌細胞保持「平衡」、「和平共處」，阻止它威脅和破壞肝、腎、肺、腦功能，讓癌症患者不僅活下去，而且活得有品質。

回顧對這位孔子世孫的治療，我們沒有採用「毒性」藥物去殺癌細胞，而是先採用冷凍和碘粒子，再採用「納米介入」，消滅掉肺癌細胞的大部分，抑制癌細胞的「氣盛」，然後採用聯合免疫治療，讓他與體內的癌細胞「和平共處」。這位孔子後代終於「修己以敬 ...... 修己以安人」， 收穫戰勝死亡的喜悅和幸福。

皇族夫人的故事

爲「保衛乳房」，

她不遠萬里來到中國。

二〇一四年六月，牛立志博士來到我辦公室，說病區來了一位患者，是西歐某國的皇族成員，患雙側乳腺癌，來醫院是為了接受冷凍治療。我問：「有困難嗎？」牛博士說：「技術上不會有困難，但這位貴族夫人似乎很傲慢，對我們總是流露出懷疑的神情。」我說：「她是病人，不要計較她的態度，我們關鍵是為她治病，全力以赴，保證安全和療效，用我們的服務和療效，贏得她的信心和信任。」

牛博士問我能不能見她，我說暫無必要，不要「打擾」她，但我要牛博士親自為她治療，派「特別護理」、「特別醫療」，一定要讓她感到「醫院如家」。

兩天後，牛博士在超聲引導下，為這位皇族夫人做了經皮穿刺乳癌冷凍治療。手術在病人深睡狀態下進行，先左側，再右側，每側乳房各插入三根冷凍探針，針尖端溫度瞬間降至 -160℃，持續 10 分鐘，再在 5 分鐘內復溫至 4℃，再降溫，復溫，共做了兩個迴圈。

一週後，皇族夫人的助理找到我的秘書，說夫人即將出院，要向醫院捐款，用於冷凍研究和救助窮困病人。

當天晚上，我和這位皇族夫人見面了。她高高的個頭，一頭飄柔的西方人特有的白髮，長睫毛下一雙綠色的眼睛閃著亮光。她快步走到我的面前，步履俐落，握手，問候，無不顯示出她的高貴和教養。我們簽訂了在我院設立「伊莉莎白癌症基金」的協定。她十分高興，讚揚我們的冷凍技術「水準極高」，整個治療過程中沒有讓她感到疼痛，讓她的乳房完好無損。她說：「我要讓我們國家的醫生認識到，對於一個女性，乳房是多麼重要！」她知道我是國際冷凍治療學會主席，希望我幫助她的國家培養這方面人才。 我向夫人提出是否要做化療，夫人拒絕了。她表示兩個月後回來做聯合免疫治療。

乳腺癌是女性最常見的惡性腫瘤之一，發病率占全身各種惡性腫瘤的 7%~10%，已成為威脅婦女健康的主要「殺手」。其發病率隨著年齡的增長而上升，二十歲前較少見，但二十歲以後發病率迅速上升，四十～四十五歲較高，絕經後發病率繼續上升，死亡率也隨年齡增加而上升。

某些乳腺癌有遺傳因素：有乳腺癌家族史者，其得乳腺癌的風險是正常人群的二～三倍。放射線照射會增加患乳腺癌的風險。精神因素，例如焦慮、緊張，會抑制抗癌免疫功能，促進乳腺癌的發生。

手術治療仍為乳腺癌的主要治療手段。術式有多種，對其選擇尚缺乏統一意見，總的發展趨勢是儘量減少手術破壞，對早期乳腺癌患者盡力保 留乳房外形，如必須切除乳房，術後應給予做乳房成形。

過去認為，對乳腺癌應盡可能將所有腫瘤組織，包括引流淋巴結全部切除。但進一步研究發現，「根治性」大範圍手術切除不能提高患者的生存率。乳腺癌是系統性疾病，即使早期，血液和骨髓內均可能有癌細胞存在。換句話說，轉移是早期事件，而非僅出現於晚期。因此，切除範圍大小與患者的結局無直接關係。這為「小切除」提供了依據，也是越來越 多專家主張做「保乳手術」的原因。

近年來，隨著冷凍設備的進步和影像技術的改善，非手術性微創性消融已應用於多種實質性腫瘤治療，包括乳腺癌。這些消融技術主要有射頻、微波和冷凍。相比之下，冷凍似乎更適合乳腺癌治療，它有以下優點：1. 冷凍不會引起疼痛；2. 冷凍範圍可在超聲監護下精確控制，不會或很少損傷正常乳房組織；3. 不會破壞大血管；4. 冷凍後的癌腫組織釋放「腫瘤抗原」，它能激發人體的抗腫瘤免疫，有助於減少復發。

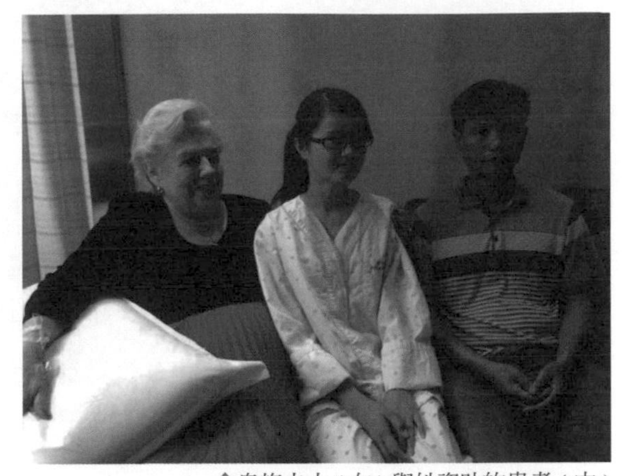
↑皇族夫人 (左) 與她資助的患者 (中)

我們曾做過實驗，將五十六例 I 和 II 期乳腺癌作為冷凍組，接受經皮冷凍治療，另有四十八例病情相似的乳腺癌患者接受常規手術，作為對照組。五年後復查，復發率分別為 13% 和 15%，生存率分別為 85% 和 88%，兩組無明顯差異，但仍能欣賞自己乳房者在冷凍組為 88%，而在對照組僅 54%。我問這位皇族夫人：「為什麼不遠萬里來到中國治療？」她回答簡潔：「保衛乳房。」我又問她：「為什麼不接受化療，那畢竟是『常規』呀？」她反問我：「你為什麼沒有接受化療？」她指的是我十年前患過肝癌。她說：「我讓我的醫生 (她的私人醫生) 研究了，沒有證據表明化療能讓我活得更長。但是 ......」她望著我，又摸摸自己一頭漂亮的白髮，說：「我不能對不起跟隨我一輩子的頭髮！」她笑著，笑得很燦爛。我很有感觸。作為腫瘤科醫生，為病人治療時，不僅要治療病人的腫瘤，可能更重要的是，治療患有腫瘤的人，我們不僅要讓他活下來，還要讓他活得有品質，有尊嚴，快樂，享受人生。

他開著汽車來看我

罕見的疾病，罕有的痛苦

罕有的治療，罕有的成功

二〇一四年一月八日，我應邀去吉隆玻參加為巨大血管瘤患者阿明捐款的晚會，馬來西亞拿督林利星基金會請我順便做一個癌症預防講座。那天下午，我的同事匆匆來到我房間，説亮亮來了。我急匆匆下樓，在大堂裡，亮亮正在與朋友聊天。他身穿黑色短袖上衣，腳蹬黑皮鞋，面色紅潤。看見我，他一把抱住我，那手臂好有力！我們四目相對，眼裡不約而同溢出淚花。他告訴我，他是自己開車一個多小時專門來看我的。

亮亮姓黃，患一種極為罕見的腫瘤，叫多發性神經內分泌腫瘤。二〇一〇年五月，在星洲日報大禮堂一次義診中，亮亮在家人陪同下來到我面前。那時他二十五歲，很胖，毛髮濃厚，走路不穩。家人告訴我，亮亮不能餓，一餓就「昏過去」，有時還抽搐，像發「羊癲瘋」，給他餵點糖水後，又馬上好轉。我估計亮亮患的是胰島素瘤，即胰腺裡長了腫瘤，這個腫瘤大量分泌胰島素，引起低血糖，導致昏迷抽搐發作。而為了防止昏迷，病人大量吃糖，久之變得肥胖。我要亮亮盡快來我院手術治療，因為對這種罕見病，不是每個醫院都能識別和有經驗治療的。

但亮亮沒有來。直到二〇一一年四月，我突然收到名叫杜友群的女士的郵件。她是亮亮家的朋友，她說亮亮病危了，「胸腔裡和心臟裡 (實為心包) 都是水」，要我救救他，並說「亮亮講，死也要死到徐教授那裡」。

半個月後，我們從廣州白雲機場接來亮亮，他是被抬下飛機的。我們檢查發現，他的腫瘤已從腹腔的胰腺擴展到胸腔、肺、縱隔、心包、骨、腎上腺和甲狀旁腺。如果說一年前他的腫瘤僅局限在胰腺，那麼現在已擴散了，成為「多發性」了。當時他的血糖僅 1.4 毫摩爾，只有正常人的四分之一，不斷昏迷抽搐發作，必須持續大量從靜脈輸注葡萄糖。

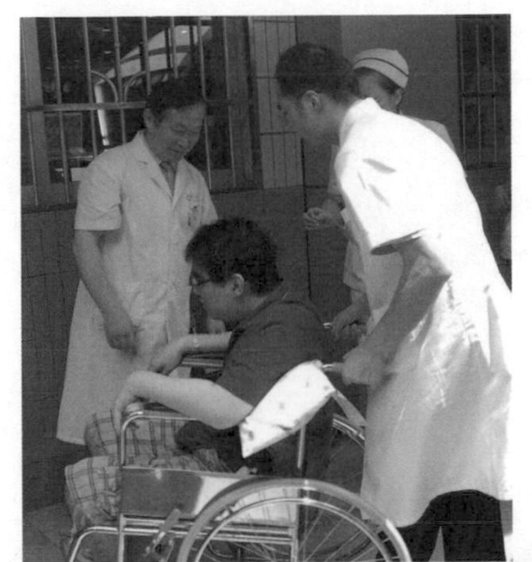

↖亮亮入院時，被用輪椅從救護車上接下來

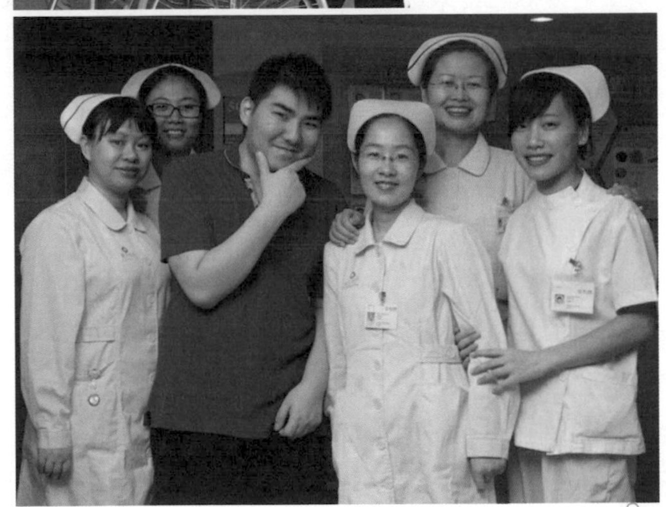

←亮亮和護理他的護士們（二〇一一年十一月初）

面對這種嚴重狀態，手術、化療和放療等常規治療均不可能進行。我們先對其胸腔內的轉移瘤進行經皮冷凍治療，術後血糖未能上升。一周後再對胰腺腫瘤冷凍，奇蹟出現了，幾乎是冷凍剛結束，他的血糖就上升到正常。接著，又對他進行其他治療……亮亮神奇般康復了，一路春風地回了馬來西亞。後來我到吉隆玻開會，打電話給他，他說正在泰國旅遊。二〇一三年十月，亮亮來電話，說他全身疼痛，雙下肢不能走路了。幾天後，他來到我院，檢查發現他全身「脫鈣」，血鈣比正常高好幾倍。原來，他甲狀旁腺內的轉移性腫瘤發展了，腫瘤大量釋放甲狀旁腺激素，引起骨中鈣「動員」進入血液。我們為他切除了甲狀旁腺的大部分和腺體內腫瘤。說來也奇怪，手術後第二天，他的血鈣就降至正常了，幾天後，他又能下地行走了。但我沒有想到的是，亮亮這次恢復得這麼快，竟然能自己開車，而且開了一個多小時。他說，他現在常常「健步如飛」。 那天晚上，亮亮參加了我的講座會。會後，他又忙忙碌碌當志願者，為諮詢的病人服務。看著他，我好高興，也有啟發：腫瘤治療，應該盡早進行。亮亮的治療如果早些進行，那效果肯定會更好，也不會吃那麼多苦。亮亮告訴我，他最後悔的是，第一次見到我後沒有聽我的話，而是相信一位「好人」的建議去尋找「草藥」。他說著哭了。我安慰他，要他以後一發現問題就打電話給我。他笑了，說要回家了。我看看表，已是夜裡十一點半了，要他住酒店。他說：「很方便，夜裡不塞車，媽媽正等我呢！」

二〇一五年四月，中山大學孫逸仙紀念醫院與我院聯合舉辦了全國胰腺病大會。借此機會，我邀請美日歐和國內的專家舉行了「冷凍免疫專題討論會」。正在我院作為志願者參加服務工作的亮亮，自告奮勇上臺介紹了自己的疾病及其治療經過。亮亮的肝和肺裡仍有轉移灶存在，但用他的話說，他在與它們「和平共處」。 亮亮能「無進展生存」到現在，看來得益於「冷凍免疫」。冷凍有雙重作用，一是能消融腫瘤；二是冷凍後，瘤組織壞死，釋放腫瘤抗原，後者促進體內免疫細胞產生抗腫瘤作用，從而有助於抑制或消除殘存腫瘤。

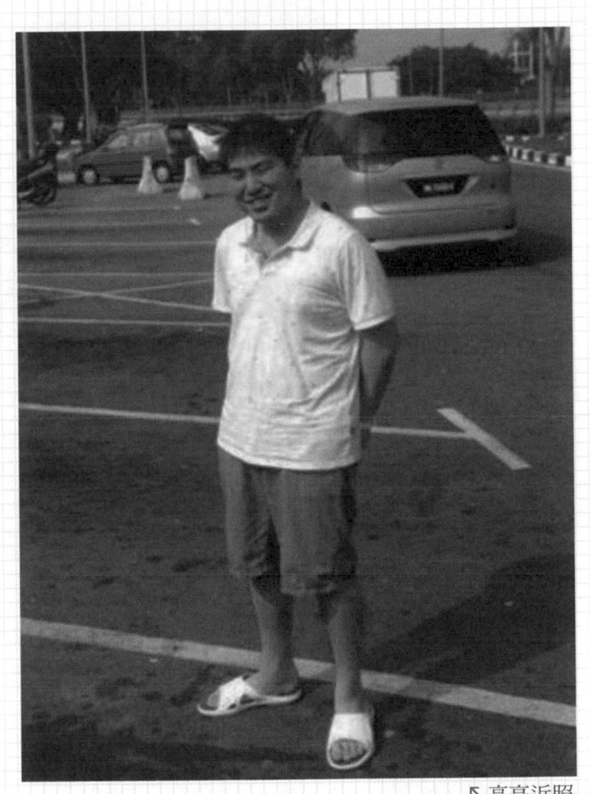

↖亮亮近照

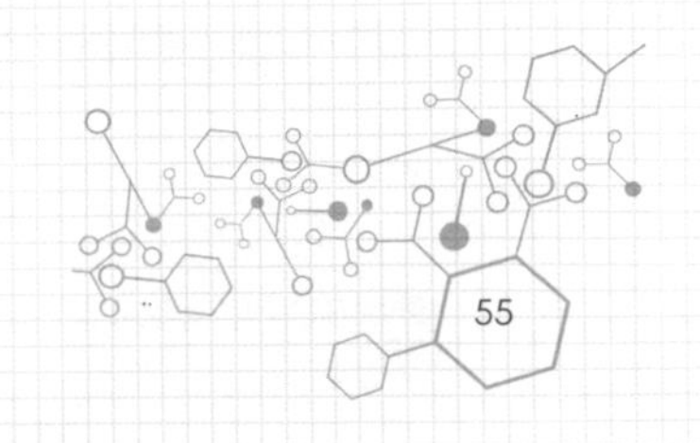

王教授的膽管細胞癌「原地不動」了

桀驁不羈的癌魔，也有「溫順」的時候。

二〇一三年初，我手機裡傳來一條資訊——

「徐院長，您好！我是一個膽管細胞癌患者，六十三歲。據說您也曾患過這種癌症，但我與您不同，我的腫瘤沒有能切除。這幾天我一直在看您的大作《跟我去抗癌》，感觸很深。×× 腫瘤醫院已連續給我做了一年二十個療程的口服替吉奧膠囊的化療，化療醫生就是『生命不息，化療不止』！在我的堅持下才停止了。現在我體內有大的腫瘤，腹部及左鎖骨處淋巴轉移，不知是否還可以清除掉？我對長時間的化療、放療心理上已比較排斥，我這情況能否就用冷凍消融加生物治療來治療？王某某」

王先生是位教授級工程師，曾為國家做過貢獻。他住在中國著名古城江蘇揚州。他來到廣州，在我院接受了生物免疫治療、碘離子植入局部放療和血管奧沙利鉑局部化療。由於他的膽管被腫瘤壓迫，全身黃疸，因此給他做了經皮膽管引流，即在肝內插了一根管子，將膽汁引出體外。

兩個月後，王教授又發來資訊——

「...... 我瞭解到貴院能攻疑難雜症，如彭細妹五十多千克腫瘤的摘除和利比亞官員二十多千克腫瘤的摘除，我想我這個手能摸到的 10 厘米 ×6 釐米大的腫瘤及一些轉移的淋巴結，也許你們會有辦法解決掉。因為不解決這根本的問題，影響生活品質的膽汁外引流是難去掉的。還有辦法嗎？我是晚期癌症病人，所以曾到紅十字會諮詢器官捐贈事宜……希望將來至少捐贈眼角膜，能使幾個盲者複明是我的願望。現在希望做盡可能不影響生活品質的治療，最後坦然面對吧！王某某」

當時我在國外，給他回覆——

「老王，你的思想境界讓我感動。我們要會生，也要會死。其實人們如何死亡，是一門藝術。我很反對讓病人死得很慘，俗話說『不得好死』，那是敵人做的。我們醫生不能做『敵人』。建議你加強免疫治療。我本人就是這種治療的受益者……是否給你做減瘤治療，要討論。老王，我們是知識人，勇於面對吧！徐克成」

我和同事為王教授制定了治療策略：盡可能用無痛苦的治療，改善他的症狀，提高他的生活品質。對他肝內大的腫瘤，在超聲引導下做了冷凍「減瘤」，減少「瘤負荷」。同時我讓生物治療中心陳繼冰博士為他檢測免疫功能，如果免疫指標低，則通過免疫治療調整到正常水準。他接受了細胞免疫 (DC+CIK) 治療，同時注射一種混合疫苗，每週一次。

一個月前，王教授突然來到我辦公室。他身體瘦削、面色暗黃，但眼睛有神，走路輕快，說話聲音爽朗。他告訴我，幾個月來，腫瘤似乎「原地不動」了，雖然沒有縮小，但也未長大。他哈哈笑起來：「我在與癌共生共存。」他說現在沒有感到不舒服，吃得下，睡得香，麻煩的就是身上有根管子 (引流膽汁)。他讓我看掛在身上的引流袋，內有黃色膽汁。我叫來介入治療中心的醫生，請他們考慮將他的膽汁「外引流」改成「內引流」。

兩周前，王教授發來資訊——

「徐院長，您好！我上周做了膽道植入支架手術，昨天化驗了，膽紅素指標正常，說明手術是成功的。張利醫生認真細緻，讓我甩掉了掛在身上半年的引流袋，謝謝貴院和醫生！王某某 」

我很欣慰。癌細胞是很難「斬盡殺絕」的，就像王教授這樣的患者，要全部消滅癌細胞，絕不可能。膽管細胞癌預後很差，不能手術切除治療的患者，中位生存期六～八個月。王教授已生存三年多了，他是在「與癌共存」中，享受著生存的快樂。

CHAPTER 2
癌細胞是「壞孩子」

◎ 癌症是進化產物

◎ 讓癌細胞「改邪歸正」

◎ 每天看病時的鬱悶

◎ 懊惱的風水師

癌症是進化產物

當你知道，

萬惡的癌細胞與你的正常「母細胞」本是同根同源，

你會作何感想？

當醫生告訴你，你患了癌症，此時你極有可能腦中一片空白：驚愕、恐懼、失望、絕望，好像醫生向你發出了「死亡通知」。「癌症」一詞，似乎將一個人的世界整個地顛倒過來。

其實你不知道，癌細胞在我們每個人身上都存在。癌症是進化產物。

進化過程本身依賴基因突變帶來的遺傳變異。基因內沒有變化就不會有進化，也不會出現癌症。無論是生殖細胞還是體細胞，在每次一分為二地分裂時都伴隨著 DNA 複製 (即拷貝)，這種複製精確到組成基因的四類核苷酸鹼基。粗略地說，每一百萬個基因拷貝中會有一個發生序列錯誤或變化。這個概率聽上去很小，微不足道。但要知道，我們體內每天要通過細胞分裂製造多達一千億個血細胞，小腸也要產生類似數目的細胞，其他器官、組織產生的分裂細胞合計出來也是天文數字。每個細胞內的基因數達 30000~40000 個。在如此浩大的細胞分裂中，基因複製發生錯誤在所難免。如果一個細胞中 1% 的基因突變，這個細胞就可形成癌細胞。

細胞內基因不是真空那樣密封在染色體上，而是與「社會」密切接觸，不可避免地暴露於有害環境中。這種環境可以是「天生」的。生命是在一個具有天然放射性的地質環境中進化而來的。一些具有電離活性的射線，如 γ 射線，尤其在紫外線作用下，會通過能量轉移傳遞電荷或電離，改變我們細胞內的水分子和 DNA 結構。生物體自身可生成大量毒素、毒物，而無所不在的化學物質、殺蟲劑和病原微生物，均可直接或間接導致 DNA 損傷或突變。

但我們人體內也存在細胞自我修復和更新的機制，它們能抑制細胞突變和癌變。人體內先天存在一些抑制癌變的基因，如 p53，它可以編碼蛋白質產物，起到約束或看守作用，包括偵察和修復受損的 DNA、解毒和抗氧化，或促使已形成的癌細胞「休眠」或自殺死亡 (凋亡)。我們食物中的微量元素、維生素、抗氧化劑，也有抑制細胞突變的作用。免疫細胞可以識別「異質」的癌細胞，將其消滅。

總的來說，我們的組織天生就處在混亂邊緣的搖擺狀態，如果細胞和組織處於長期或持續壓力之下，包括接觸內源性和外環境中的化學物質，就可能發生突變，形成癌細胞。如果這些細胞不能在自我修復機制作用下自殺，就可增殖開來，形成單個克隆。初始，形成小的、形態受到限制的克隆性贅生物或微型新生物，如疣、息肉、纖維瘤、胎記、痣；或者呈離散狀，即使在顯微鏡下也看不見，只有用分子生物學技術才能測到。這種現象很普遍，而且良性新生物占絕對多數，它們有的停留在向惡性進化過程中，沒有症狀；有的會永遠停留在「良性」階段，或許還會自發性消失或退化。

在大多數良性新生物向癌症轉變的自然史中，一個主要的瓶頸是當癌細胞增殖超過最小限度 (大約一億個細胞或 1~2 立方毫米大小) 時，是否有新的血管形成。一旦獲得血液供應，癌細胞克隆就快速增殖，突破組織與組織之間的物理邊界，轉移到其他地方。上述過程在成人體內往往需經歷多年甚至幾十年。

由此可以看出：第一，癌細胞是生物體細胞基因突變的結果，是生命過程的一部分，是體內不可避免出現的成分，或者說是進化的產物；第二，基因突變的發生可以是「天生」的，但來自體內或外界的毒性物質基因突變提供了肥沃「土壤」，促進了突變發生；第三，癌細胞形成後，會停在原地「休眠」或自殺(凋亡)，不一定長成看得見的新生物；第四，新生物從「良性」轉化為惡性，需時多年，乃至數十年。

知道了癌症形成過程，我們可以採取預防措施。如果對癌症發生中環境和基因遺傳兩種因素的相對作用作一評估的話，兩者分別占 70%~90% 和 10%~30%。

據統計，60%~70% 的癌與生活行為不當有關，包括吸煙、不恰當的飲食、不良的情緒和缺少鍛煉。香煙中含有多種能導致 DNA 損傷進而突變的化學物質，70% 的肺癌與吸煙有關。吸煙還會誘導口腔癌、舌癌、胰腺癌、膀胱癌和前列腺癌。飲食中，高脂肪高熱量食物與結腸癌、胰腺癌和前列腺癌的發生有關，而營養缺乏、高鹽食物則與食管癌、胃癌的發生有關。過多的油炸食物也被認為是致癌因素。食用多種水果和蔬菜，少吃紅肉，可降低癌症發生的風險。某些食物添加劑被認為有致癌作用。常見的增塑劑 DEHP 配製的起雲劑，如添加在食物中，長期食用可能引起生殖系統異常，甚至造成癌症。環境污染，如汽車尾氣、有毒礦物質、放射性物質均與癌症發生有一定關係。感染是某些癌症的原因。乙型或丙型肝炎病毒感染可導致肝癌；鼻咽癌在中國南方甚多見，90% 的患者合併人類皰疹型 EB 病毒感染；子宮頸癌在窮困地區發病率甚高，絕大多數由人乳頭瘤病毒 (HPV) 感染引起，抗 HPV 疫苗是世界上第一個預防癌症的疫苗，可有效預防宮頸癌的發生；幽門螺桿菌是一種專門感染於胃的細菌，胃癌的發生率與這種細菌感染率相一致。

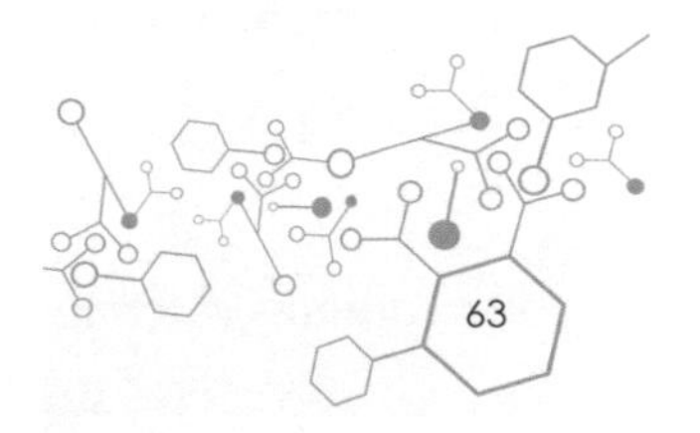

讓癌細胞「改邪歸正」

科學的創見，不是來自循規蹈矩的旅途，

而是來自靈感的爆發……

就像世界上所有壞人本來都是好人一樣，癌細胞是由正常細胞變來的，是正常細胞基因突變的結果。但壞人不一定永遠壞，可以改邪歸正。 那麼，癌細胞是否也能「改邪歸正」呢？

中國工程院院士、我院科技總顧問王振義教授，是世界上第一位讓癌細胞「改邪歸正」的專家。白血病俗稱「血癌」，其中急性早幼粒細胞性白血病最兇險，發展最迅速，致死率很高，絕大部分患者在起病後一年內死去。從事幾十年血液病研究的王院士，從前也和其他醫生一樣，遇到這樣的病人時，無例外地給予化療。但不管如何化療，患者的病情卻常常迅速惡化。每遇這種情況，他的內心都隱隱作痛。他想，既然白血病細胞是從正常血細胞變來的，能不能再變回去呢？

王院士想起了維甲酸，這是一種用於皮膚修復和美容的藥物。當皮膚發生生理性老化，或受藥物、紫外線輻射及創傷傷害時，順式維甲酸可糾正或預防真皮結締組織成分及形態結構的異常，刺激皮膚細胞外基質蛋白合成使受損或衰老的細胞「逆轉」。這種物質能否作用於白血病細胞呢？當時中國國內沒有順式維甲酸，只有「反式」。他將全反式維甲酸加到培養白血病細胞的玻璃皿中，出乎意料，24 小時後，白血病細胞竟然「改邪歸正」，變成正常血細胞了。

隨後，他在臨床上試驗了這種物質的療效。一九八八年，王院士團隊報告應用維甲酸首批治療的二十四例早幼粒細胞白血病病人中，二十三例得到完全緩解 (CR) ，另一例加用化療也得到緩解。一九九二年，他們總結了中國 544 例用維甲酸治療的結果，統計顯示 84% 獲完全緩解。一九八八年十月，王院士和同事共同完成的論文《全反式維甲酸治療急性早幼粒細胞白血病研究》在國際血液學權威刊物 Blood 上發表，引起國際血液界震動，著名癌症研究專家 Richard 教授稱這一研究「具有劃時代意義」。

很快，世界各國都先後證實了這種療法的效果。一九九〇年，歐洲的血液病研究中心、巴黎第七大學聖路易醫院血液學研究所，證實全反式維中酸對難治性急性早幼粒細胞白血病的確有效。一九九三年，法國的 Fenanx 報告治療 54 例，獲完全緩解率 91%；一九九五年，美國的 Warrell 報告 79 例， CR 率 86%; 一九九五年，日本的 Kanamaza 報告 109 例，CR 率 89%。至一九九五年，美國 Science(科學) 雜誌報導已有 2000 例以上早幼粒細胞白血病病人受益。這是癌症研究史上，第一次發現使用自然物質而不是有毒的化學物質，在人體內把癌細胞改造為正常細胞。

王院士團隊隨後發現，只用全反式維甲酸治療，復發率較高，所以又開始尋找其他可能有效的藥。他們在中國《黃帝內經》和《本草綱目》中發現，砒霜 (砷劑) 早就被用來治療類似於白血病那樣的疑難疾病。

他們首先做體外細胞培養的實驗，發現三氧化二砷對早幼粒細胞白血病有選擇性作用，能誘導細胞分化。而且，劑量比較大或作用時間比較長的時候，還會引起細胞凋亡。於是，他們將維甲酸與三氧化

→王振義院士（左）與我（右）

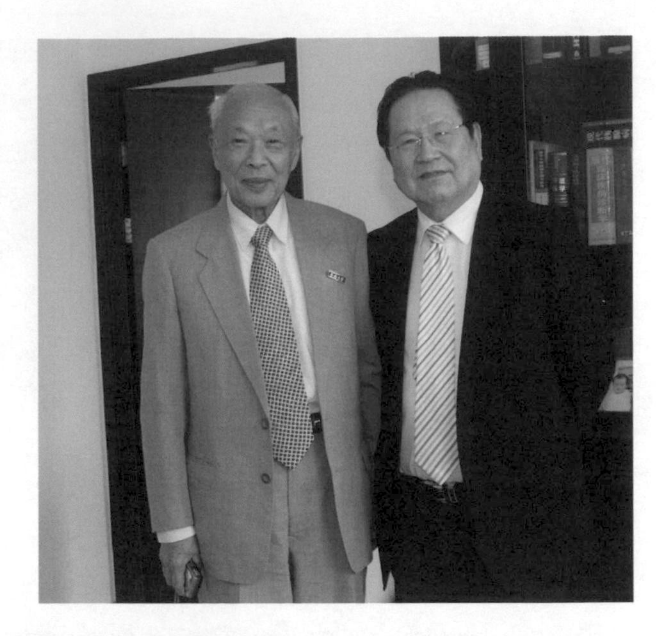

二砷聯合應用於治療急性早幼粒細胞性白血病，這不僅提高了緩解率，而且大大減少了復發，使患者五年存活率達到 95%。

幾周前，我去拜訪王院士，閒談中，談起他應用維甲酸治療的故事：一九八六年五月，上海兒童醫院收治了一名五歲的小女孩。她患急性早幼粒細胞白血病，已到晚期，預期生命可能不超過一周。王院士看到可愛的小姑娘奄奄一息，十分難受，試探著對孩子父母說：「我有一種新療法可以一試。」新療法就是用全反式維甲酸作為誘導劑，試圖讓惡性細胞轉化為良性。用藥後第 7 天，奇蹟發生了，瀕臨死亡的小女孩症狀明顯改善。一個月後，她臉色紅潤，病症完全緩解。如今，她已是一位大姑娘，在一家國際著名製藥公司擔任藥物研發員。王院士說：「腫瘤細胞就像自己的孩子中有一個變壞了，我們是打他呢，還是教導他呢？過去的治療方法就是使用有毒的化學藥物毒死它，可正常細胞也因之受到嚴重的損害。我們這個治療方法叫誘導分化，就是勸導它不要做壞人，做好人，改邪歸正。」此前，誘導分化只是一種理論，國際上只有以色列科學家在小鼠實驗中獲得成功，但從未應用於臨床。王院士說：「癌症治療是一個挑戰，如果拘泥於常規，不去創新，那麼治療癌症就僅僅是一個美好想像。」二〇一〇年，王院士的學生、中國工程院院士陳竺和他的團隊在世界頂級雜誌發表論文，闡述了砷劑治療早幼粒細胞性白血病的機制。他們發現一種稱為PML-RARα 的癌蛋白是治療的靶點。砷劑與這種蛋白結合，使癌細胞從低分化向高分化逆轉，即「改邪歸正」，變成分化良好的正常細胞。王振義院士和他的團隊創用的誘導分化療法，目前雖然僅適用於一種比較少見的早幼粒細胞性白血病，但為癌症治療開闢了新路。中醫的方劑中，很少有直接殺滅癌細胞的，但有的病人確實在服用中藥方劑後長期穩定下來。這是否相當於我們常用「群防群治」方法改造社會上的「壞人」呢？

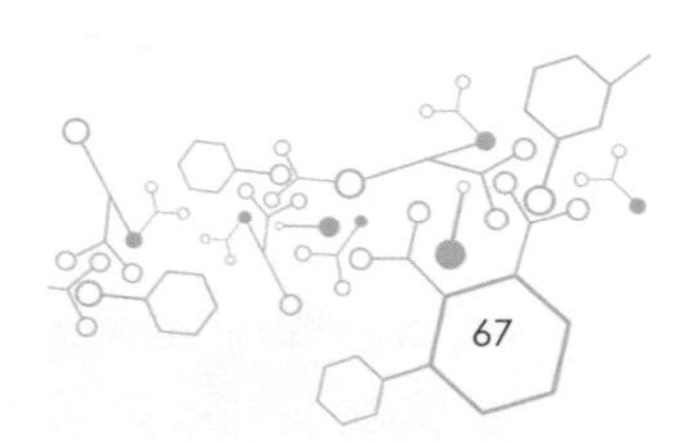

每天看病時的鬱悶……

醫生的憂慮不一定是壞事，

也許在憂慮中就有靈感的萌動。

每天給病人看病，最讓我心中鬱悶和難受的是看到一個個癌症復發的病人，這些病人占到我看病總數的70%。他們中大多是首次治療後兩三年或四年復發的，也有手術治療後僅僅兩三個月就復發的，還有在二十年前接受過「有效」治療，以為「治癒」了的。復發的癌症既有特別易復發的胰腺癌、肝癌和肺癌，也有認為治癒率甚高的乳腺癌、卵巢癌、鼻咽癌和淋巴瘤。

癌症復發有兩種形式：一是在原來長腫瘤的地方重新長出腫瘤，這實際上是第一次沒有治「徹底」，是殘餘的癌細胞長起來的；二是轉移，即在另外的地方長出新的腫瘤。後者是復發的主要形式，也是最難治療的復發。不同的腫瘤最常轉移的地方不盡一致，例如胰腺癌最常轉移到胰腺周圍組織和肝臟；肺癌易轉移到肝、腎上腺和腦；乳腺癌最易轉移到肺和骨。

治療轉移性癌症的困難在於：第一，絕大多數病人在初治時接受過化放療，再治時，癌細胞對放化療往往不敏感。特別是化療，雖然可更換藥物，但由於存在「多藥耐藥基因」，對更換的藥物往往也耐藥。第二，轉移往往呈多發性，不僅僅在一個地方，例如既在肺又在肝。即使在同一個器官，也往往呈「多灶性」，治療往往「顧此失彼」，不能全部「清除」。

手術在治療轉移性癌症中作用甚少，例外的是結直腸癌肝轉移。70% 的結直腸癌已發生或將來會發生肝轉移，如果腫瘤數目少 (不超過三個) 或大小直徑不超過 5 釐米，特別是局限於肝的一葉，手術切除常有良好效果。有人認為已轉移了，還開什麼刀。這要看什麼癌轉移。結直腸癌肝轉移手術治療的效果優於原發性肝癌的手術。

幸運的是，隨著影像技術的進步和工程物理學的發展，近年來消融技術越來越廣泛地應用於癌轉移的治療。常用的有冷凍和射頻。方法是在超聲或 CT 引導下，將冷凍探針或射頻探針經過皮膚穿刺，插入腫瘤內，將癌細胞「處死」。

但是，對癌症病人而言，最重要的是「防患於未然」，預防轉移。如何預防？必須注意兩點：第一，預防貫穿「一生」，終身預防。研究發現，癌症轉移實際上在「早期」就存在。例如 60% 的乳腺癌患者在「早期」手術時，血液裡和骨髓裡就有癌細胞存在，乳腺內的腫瘤僅僅是全身性癌症的局部表現。第二，要特別注意患者的免疫功能。癌細胞是不可能斬盡殺絕的。要使這些「潛伏」在體內的癌細胞不「興風作浪」，就要將我們體內的免疫細胞訓練好、培育好，既增加它們的數量，還要增強它們的戰鬥力，讓它們控制癌細胞。常用的 NK 細胞和 DC-CIK 細胞就是起這樣的作用。

進一步研究發現，預防轉移遠不是那麼簡單。原來癌細胞有兩類：一是普通型癌細胞；二是幹細胞型癌細胞，稱癌幹細胞。後者特別狡猾，躲藏在深處 (如淋巴結、骨髓中)，「尋常看不見，日後露真容」，當人體免疫功能減退時，它們就變成普通癌細胞，瘋長成轉移瘤。可悲的是，目前的化療、放療，甚至前述的免疫治療，都對癌幹細胞無能為力。

兩年前，我上網流覽「癌幹細胞」，突然，眼睛一亮！在二〇一二美國百大科技新聞中，第五十六項是「癌幹細胞疫苗」。再看，主導研究的是一位華人教授，姓李。我打去電話。李教授好熱情，說：「徐教授，我知道你在研究癌症復發和轉移，我的研究成果最適合你。」

二〇一二年十二月二十五日，我在廣州舉行了一次「癌症復發預防：癌幹細胞和癌幹細胞疫苗」研討會，李教授專程從美國趕來，做了題為「癌症治療突破：癌幹細胞疫苗研究和實踐」的演講。他訪問了在我院住院的患者後，十分感動，說：「生命可貴，你的工作讓我感動。我們一起將我的這項研究成果獻給病人吧！」

這是筆者所在醫院在免疫治療上的一個重大進展。雖然單用這項治療不能解決全部問題，但在癌轉移的多學科綜合治療中，我們多了一個新式的、具有無限潛力的武器。

一種新的癌症治療手段：腫瘤幹細胞疫苗

腫瘤發生的原因主要有三個：多種腫瘤（如乳腺癌、卵巢癌和結腸癌）具有明顯的家族易感性；吸煙、病毒感染、慢性炎症和環境污染等因素也會不停地誘導正常細胞發生基因突變；在體內免疫系統功能持續下降的情況下，腫瘤就會形成。

腫瘤的特點就是不停地複製生長並復發轉移。當腫瘤細胞浸潤血管時，腫瘤幹細胞就會從腫瘤上脫落，順著血管轉移到其他部位形成新的腫瘤，就是所謂的復發和轉移。腫瘤往往早期就出現血液轉移，手術只能原位切除腫瘤，但對血液中的腫瘤細胞無效。血液中的絕大部分腫瘤細胞可以被放療和化療消滅，但對「真正的敵人」——腫瘤幹細胞都無能為力。所以有的患者在放化療期間腫瘤仍在進展，甚至出現新的轉移灶。

隨著科學技術的進展，科學家們發現很大體積的腫瘤其實是由少數腫瘤幹細胞逐漸生長形成。借助胞漿內強表達乙醛脫氫酶(Aldehyde Dehydrogenase，ALDH)的特點，近年來已經能夠從腫瘤團塊中識別、分離並大量擴增出每種腫瘤的幹細胞。將這些「真凶」的面貌告訴免疫細 胞，免疫細胞就能夠到全身各處去尋找並清除敵人，長期保護機體的安 全。這項技術被稱為"腫瘤幹細胞疫苗"，排在二〇一二年全球科學界一百大發現的第五十四位。

腫瘤幹細胞疫苗適用於下列情況的腫瘤患者：❶所有實質性癌腫瘤手術切除後，為預防疾病復發和轉移者；❷實質性癌腫手術切除不徹底，或術中發現已有轉移者；❸化療失敗或拒絕接受化療者；❹多次化療引起體質明顯下降或不能耐受者。

細胞注射後患者可能有發熱反應，一般幾個小時後發熱自動停止，發熱超過 39 ℃者可服用解熱鎮痛劑緩解。發熱期間患者可能會有寒戰或乏力、感冒樣症狀，一般無需特殊處理。經研究證明，這種疫苗特異性針對腫瘤幹細胞，對正常幹細胞沒有破壞作用。同時應用樹突狀細胞—細胞 因數誘導的殺傷細胞(DC-CIK)，可以補充患者體內缺乏的淋巴細胞，進一步增強殺傷腫瘤幹細胞的能力。

腫瘤幹細胞疫苗與普通幹細胞治療的區別在於：普通幹細胞治療目前只能用在白血病患者化療後的骨髓再造，對腫瘤細胞本身無作用，腫瘤幹細胞疫苗是滅活的腫瘤幹細胞，與病原微生物疫苗(如乙肝、麻疹和百白破疫苗等)預防傳染病的原理類似，只能單一性預防某種腫瘤的復發，不會引起新的腫瘤病灶。

腫瘤幹細胞疫苗的製作過程包括：腫瘤復發潛力評估、實體腫瘤切除、腫瘤消化和破碎、分離單個腫瘤幹細胞、成團培養、大量擴增、滅活破碎、皮下接種等。腫瘤患者需要每三～六個月接受腫瘤復發潛力檢測，以便制定個體化定制治療方案，從而獲得最佳的預防腫瘤復發和轉移的效果。 由於腫瘤消除(手術或冷凍消融)後，血液和骨髓內可能尚有癌細胞，尤其是癌幹細胞存在，成為復發根源，因此這種疫苗對預防癌症復發也有效果。

懊惱的風水師

命運不可預測，癌症可以預防。

癌症既有遺傳因素，也有生活環境、生活習慣等因素。

對於有家族史的人，要早查早治；

對於普通人群，則要防微杜漸。

一天，一位中年男士捂著上腹部在太太的陪同下來到我的診室。他五十一歲，半個月之前，感到上腹疼痛，吃飯後腹脹，去醫院查胃鏡，發現從賁門下到胃竇均有彌漫性糜爛、出血，表面高低不平，如同山丘一樣。活檢證明是未分化性胃癌，有大量印戒狀細胞。在一家醫院接受手術，術中發現胃與周圍組織連在一起，有多個淋巴結腫大，無法切除胃；探查腹腔，整個腹膜大網膜佈滿了大大小小的癌腫結節，腸系膜淋巴結像一串串葡萄一樣，明顯腫大。我拿出 CT 片，看到患者腹腔內有大量腹水，肝臟內有多個大小不等的轉移灶。這是典型的晚期胃癌，屬於第四期。他的太太說，丈夫是小有名氣的風水師，曾幫助許多人做過「預測」，也「幫助」一些人發了財，可他獨獨沒有預測到自己患這種病。據他太太說，他的父親因患胃癌而死，他的哥哥也患過食道癌。他為什麼不早警覺自己呢？現在他後悔莫及。

胃癌是東方人常見的惡性腫瘤，患者男性多於女性。由於胃腔很大，癌症初期患者可以沒有任何症狀，一旦出現疼痛、嘔血、黑便、吃不下飯或吃後很快嘔吐，病情即已進入中後期，以致無法手術切除。這位患者就屬於這種情況，治療很困難了，只能對症處理，改善他的生活品質，幫他盡可能延續生命。事實上，胃癌如能早期發現，手術治療的效果是很好的，早期胃癌患者五年生存率可達 80% 以上。問題是如何早期發現？胃癌發生前，常有癌所謂前期病變存在，主要有胃潰瘍、胃息肉、殘存胃 (胃手術後)、萎縮性胃炎和胃黏膜異性增生。最不容易引起重視的是後兩者，因為沒有特殊症狀，所以需要做活檢才能診斷出來。萎縮性胃炎顧名思義就是胃黏膜變薄，正常的固有黏膜細胞消失，代之以腸型細胞，即「腸上皮化生」，這種腸型細胞能吸收食物中的脂肪。在腸道，腸上皮細胞吸收脂肪，由於腸黏膜下有大量淋巴管，吸收的脂肪會很快通過淋巴管排入血液中，而不會在細胞內儲存。但胃內情況不一樣，胃黏膜下沒有大量淋巴管，所以胃內的腸型細胞吸收的脂肪不能排除，只能在細胞內長久儲存下來，發生「腐敗」，分解產物刺激細胞，誘發基因突變，形成反應性異型增生，進一步可演變為癌。

這個病人有無癌前期病變？我們現在不得而知，但作為一個中年男性，又有癌症家族史，應該早接受檢查。內鏡能簡單有效地快速查出胃有沒有癌腫或癌前期病變。病人如查出萎縮性胃炎和腸上皮化生，就要警惕，定期胃鏡復查；如查出有異型增生，要分清是低度、中度抑或重度。低度可以逆轉，無需特別處理；對中度或重度，則要密切隨訪，必要時做胃部分或大部手術切除，有時重度異型增生實際上就是早期胃癌。

至於有無預防胃癌的藥物？有人認為口服葉酸有預防作用。中國學者發現喜食大蒜的居民患胃癌較少，認為常食大蒜可能會減少胃癌發生。目前比較肯定的是，清除幽門螺桿菌可降低胃癌發生率。這是一種專門生長於胃的細菌，能分泌毒素，引起胃黏膜細胞損害和基因突變，導致上皮萎縮、化生和異型增生，進而發生癌。如果檢查發現胃內有這種細菌感染，可採用「三聯療法」：阿莫西林 1 克、克拉黴素 0.5 克 (或甲硝唑 0.4 克)，加質子泵抑制劑 (例如洛賽克 20 毫克)，每日 2 次，口服，14 天為 一療程，清除率 85% 左右。

CHAPTER 3 抗癌大戰

◎「抗癌大戰」：喜、憂和期望

◎癌症病人需要吃營養品嗎？

◎癌症治療真的那麼複雜嗎？

◎困惑的「癌症文化」

◎讓患者參加抗癌戰鬥

◎愛的接力

◎關於前列腺癌

◎老教授患上第四種「重複癌」

◎老廳長從美國回來

◎美國一本書引起的故事

◎生死之間

◎死亡時的尊嚴

◎萬里求醫的美國人

◎細菌抗癌：從一本書說起

◎一場創歷史的拯救生命的手術

◎令我們自豪的一條微信

◎英國來的罕見病人

「抗癌大戰」：喜、憂和期望

人類的大戰從未停息過，

與癌的「大戰」也已打了數十年，我們成功了嗎？

癌症，這種因某種單個細胞基因突變，不受節制而放肆生長和擴展的疾病，已成為人類生命的最大挑戰。自從一九三七年美國《財富》雜誌發表抗癌文章以來，有關癌症的每一個輕微的落腳聲，每一個無限微小的步伐，都會引起世界關注。一九七一年十二月二十三日，美國前總統尼克森簽署了《國家癌症法案》，打響了「抗癌大戰」，期望像人類登月一樣，在相對較短時間內攻克這一疾病之王。自此，投入到癌症研究的總經費達幾千億美元，發表論文幾百萬篇。正如諾貝爾獎獲得者 Herol Varmus 所說，「人類從幾乎對癌症成因全然無知到積累了大量知識。」

但幾十年過去了，人們良好的願望實現了嗎？

「癌戰」四喜

第一，癌症發生率和死亡率降低。在美國，肺癌發生率下降了30%，這歸功於從二十世紀七〇年代開始的戒煙宣傳；肺癌、乳腺癌、結腸癌和前列腺癌的死亡率實現了連續十五年的下降；從一九九五年到二〇〇五年間，由癌症造成的死亡下降了 15%，究其原因，主要是癌症篩查和早期診斷 (二級預防)。

第二，針對腫瘤細胞中的一個靶點或幾個靶點的個體化治療有了成功的範例。伊馬替尼 (格列衛) 治療慢性粒細胞白血病 (CML) 和胃腸間質肉瘤，取得了歷史上從未達到的優秀成績。貝伐單抗對晚期大腸癌、 西妥昔單抗對晚期頭頸部鱗癌也顯示出較佳的抗腫瘤作用。

第三，免疫治療被認為是癌症治療的第四大支柱。在過去的十年中，癌症免疫學研究的成就催生出很多癌症治療的新策略，並被運用到臨床試驗中，成為最終攻克癌症的希望之一。英國《每日電訊報》網站近日報導，逾半數隻剩數月生命的患者，在免疫治療後，「致命性腫瘤出現萎縮甚至完全消失」。二〇一五年美國 ASCO 大會，將兩個大獎都頒給了癌症免疫技術：CTLA-4 抗體和 PD-1/PD-L1 抗體。這兩種治療使 23% 的晚期黑色素瘤患者生存期延長 4.5 年以上，並可能對諸如肺癌、腎癌、膀胱癌、卵巢癌、頭頸部癌腫等顯示良好的治療效果。

第四，微創治療獲得成效。隨著現代介入放射技術的發展，介入微創治療使一些難治或不治之症有了新的治療方法。腹腔鏡、胸腔鏡或內鏡下手術，使一些操作複雜、危險性大、合併症多、效果差的傳統診療措施變得簡捷、安全、有效，患者痛苦小。以冷凍、射頻為代表的經皮消融，可使 70% 不能手術切除的肝癌、肺癌、腎癌等實體腫瘤得以清除或減瘤。在 CT 或超聲引導下，經皮冷凍治療的不能手術切除腫瘤的胰腺癌患者，術後一年生存率達 63%，顯著高於化療的

10%。不可逆性電穿孔(納米刀)是最新的腫瘤消融技術，有冷凍射頻無法取代的優勢，已被證明對局限進展性胰腺癌和近大血管的肝癌有良好治療效果。

「癌戰」三憂

第一，化療的失望。ASCO 二〇一五會議發表的一萬多篇論文中，60% 涉及化療。不管各種化療藥如何組合，不管在哪個國家，化療對各種實體癌腫的療效並無多大差異。膽管細胞性肝癌近年來發病率明顯上升，除了手術，一般只有化療。在 ASCO 報告中，有關膽管細胞性肝癌化療的論文只有美國紐約 Roswell Park 癌症學院的一份報告。這份報告顯示，經「吉西他濱 + 卡培他濱 + 貝伐單抗」聯合治療後，腫瘤縮小者僅占 24%；中位無進展生存期 8.1 個月，中位總生存期 11.3 個月；在血液中檢測到癌細胞的患者，生存期僅 9.4 個月。報告中有 7 篇系關於進展性 / 轉移性胰腺癌的化療，分別來自美、德、法等國家。報告顯示，接受化療的患者治療後中位生存期僅 4~10.8 個月，無進展生存期最短的僅 7 周，最長的也僅 9.2 個月。除了淋巴瘤、睾丸癌等少數癌症，化療對大多數實質性癌症患者來説，均不可能延長生命，更不可能有治癒效果。首先，這是因為癌細胞有兩類，普通癌細胞和癌幹細胞，化療不可能清除後者。其次，癌細胞有異質性，一種或一些癌細胞對化療藥敏感，另一種或另一些不一定敏感。再次，癌細胞基因極不穩定，化療後常常變異，變成癌幹細胞，甚至在化療藥刺激後，變得更「兇猛」，美國學者將這種現象稱為「化療的反作用」(《Cancer Research》二〇〇八年 68 期)。

第二，分子靶向治療路漫漫。除伊馬替尼對慢性粒細胞性白血病的

療效異常顯著外，大部分靶向藥物的有效率基本都在 10% 左右。其原因是 大多數實體腫瘤的「肇事基因」不止一個，而是多達 13 個，要同時控制這些基因，目前尚不可能。嚴重的副作用和昂貴的價格，也使許多患者難以接受。分子靶向治療同樣有「反作用」。已有資料表明，用於治療晚期肝細胞癌的蘇拉弗尼 (多吉美) 可促進肝內和肺轉移。

第三，放射治療有良好效果的癌症主要有鼻咽癌、早期頭頸部癌、宮頸癌、皮膚癌，對其他腫瘤主要結合手術應用。但放療也是雙刃劍。例如對肝癌，部分患者放療後腫瘤縮小甚至消失，但很快復發，出現轉移，且進展迅速。早在一九四九年就發現，過度放療後，肺轉移反而增加。有人統計，癌症患者放療後，60% 以上被病理證實仍有殘癌存在。

期望：讓癌症成為可控制的慢性病

縱觀抗癌之路，真正用最簡單、最無痛苦、最廉價的方法，讓「不治之癌」變成「可癒之病」的，迄今可能只有中國的王振義院士了。這位年逾九十的老醫學家，在二十世紀八〇年代初，先採用反式維甲酸 (一種維生素 A)，繼之結合中國的古藥砒霜治療急性早幼粒細胞性白血病患者，讓癌細胞「改邪歸正」，使幾乎均會在一年內死去的患者 95% 獲得治癒，75% 永不復發。美國著名腫瘤學家穆吉克稱，王振義的發明是「靈感激發」，「代表了人們長期追求的分子腫瘤學夢想」 (見美國《The Emperor of All Maladies: A Biography of Cancer》)。

王振義説：癌症治療需要創新。

癌症不是「外敵入侵」，而是「內亂」。癌細胞是人體正常的細胞在複製過程中， DNA 複製錯誤變成的「壞孩子」。對這些壞孩子，可以教育改造。前述的急性早幼粒細胞性白血病之所以能治癒，就是癌細胞被「改造」的效果。癌細胞聚集在肝、肺等器官內形成癌腫，就像「壞孩子」聚集，形成「據點」，應該給予消滅。手術切除、放射治療以及冷凍消融，就是「消滅」的手段。

事實上，癌症「縫在」我們的基因組上。當 DNA 被致癌物質 (環境因素) 破壞時，突變就在基因中累積，即使沒有致癌物質存在，基因複制的隨機錯誤也可導致突變 (自發性)。前者也許可以預防，後者卻是內源性的。癌症很可能就是我們生命的新常態 (見美國 The Emperor of All Maladies: A Biography of Cancer)。因此，我們不可能消滅癌症，只可能與癌症「共存」。

「共存」的前提是我方足夠強大。我們體內控制癌細胞的天然衛士 是 T 淋巴細胞和自然殺傷細胞 (NK)，還有專門為 T 細胞提供癌細胞情報 的樹突狀細胞 (DC)。二〇一一年，拉爾夫·斯坦曼 (Ralph M. Steinman) 獲得諾貝爾生理學或醫學獎正是由於他發現 DC 及其強大的免疫功能。斯坦曼本人患有胰腺癌，正是應用了 DC 細胞療法，延長了至少兩年的生命。目前，臨床試驗中應用的 DC-CIK(T 細胞) 和 NK 培養和回輸，已被認為是 延長患者生存期的有效細胞免疫療法。

對付癌症，正確的策略是「消滅 + 控制 + 改造」，具體手段是手術或消融或放療 (局部消滅)+ 適當化療 (包括分子靶向藥物，只對敏感的癌症)+ 免疫 (全身性控制)。冷凍除了能消融腫瘤外，還能促進腫瘤抗原暴露和釋放，讓 T 淋巴細胞識別，從而強化機體免疫功能，有利於清除殘存癌細胞，減少或防止復發。冷凍一細胞免疫療法在理論上是最佳組合。 我們已發表的資料表明，冷凍後加上細胞免疫治療，肺癌、肝癌和胰腺癌患者的生存期長於單接受其中一種，更長於接受化療者。 與癌「共存」，應成為治療多數癌症，尤其是進展期癌症的主要目標。這也就是 WHO 宣稱的，讓癌症像高血壓、糖尿病那樣，成為可控制的慢性病。

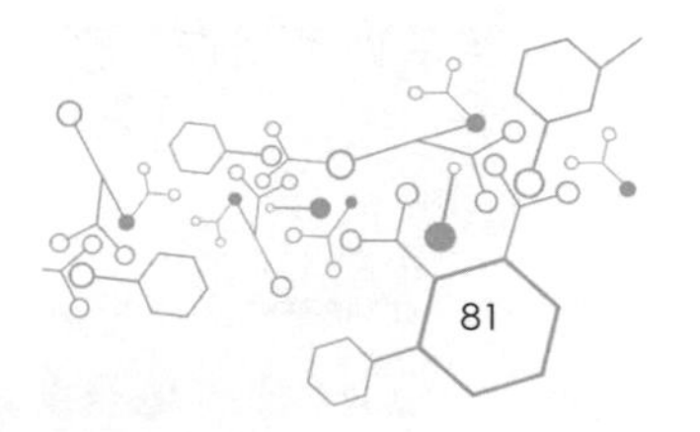

癌症病人需要吃營養品嗎？

補還是忌補，這都不是眞正的問題。

問題在於補什麼，如何補。

癌症病人是否需要服用營養品？醫生們對此看法不一。有的醫生反對，例如曾有人強烈反對化療期間服用抗氧化劑，認為服用抗氧化劑會降低療效；有的醫生則主張服用，認為這有助於預防復發；還有的醫生則認為有益無害，如果病人願意，不妨服用。

筆者認為，適當服用一些營養品，尤其是維生素製劑，是有益的。

維生素 C

大量研究認為，維生素 C 具有抗炎症、抗氧化和激發自然殺傷細胞的作用，能提高抗癌效果。從二十世紀七〇年代以來，上百項研究證實，維生素 C 能預防胰腺癌、胃癌、食管癌、宮頸癌、乳腺癌、肺癌和直腸癌。一項研究以 300 名無法治癒的癌症患者作為治療對象，讓他們在進行手術、放療和化療的同時，每天口服維生素 C 2500 毫克。結果顯示，266 名患者的症狀有明顯改善，其中胃癌、結腸癌和膀胱癌患者的改善尤為顯著。Cameron 和 Pauling 醫生對 500 名癌症患者做了調查，發現維生素 C 輔助治療可以有效改善患者症狀，延長患者生命。日本醫生證明，高劑量維生素 C 可減少癌症轉移。

維生素 E

不少研究證明，維生素 E 可以減少化療的副作用：1. 消除化療引起的黏膜炎。一九九二年，有人觀察 18 名化療併發黏膜炎患者，其中 9 名服用維生素 E，有 6 名患者的黏膜炎癒合；而未用維生素 E 的對照組的 9 名患者中，僅 1 名黏膜炎癒合。2. 防止化療引起的脫髮。一九八五年有人觀察了 16 名應用阿黴素的患者，他們同時服用維生素 E，其中有 11 名患者沒有出現脫髮。在化療開始前 3 天服用效果最好。3. 減少化療引起的神經病變，例如下肢麻木和疼痛。一項研究中，一組患者使用順鉑和紫杉醇，另一組同時加服維生素 E，結果顯示，神經病變在第一組的發生率為 73.3%，而在另一組僅為 25%。

已證明，維生素 E 可以預防前列腺癌。一組研究以 500 名男性作為調 查對象，發現服用 α- 或 γ- 生育酚維生素 E 者，前列腺癌發生率比未服用者低 80%。維生素 E 對乳腺癌也有預防作用。

β- 胡蘿蔔素

β- 胡蘿蔔素是胡蘿蔔或其他黃色或橙色蔬菜中的色素，在體內轉化為維生素 A，儲存於肝臟而發揮作用。食物中的天然胡蘿蔔素可以預防癌症。曾有研究認為，β- 胡蘿蔔素會增加肺癌的發生，但進一步研究發現，他們在試驗中使用的是人工 β- 胡蘿蔔素。而人工 β- 胡蘿蔔素在合成過程中，可能剔除了胡蘿蔔素的其他有效成分，而這些成分與 β- 胡蘿蔔素一起作用，才能預防癌症。

越來越多的研究證明，大量服用天然 β- 胡蘿蔔素，例如新鮮的胡蘿蔔蔬菜汁，對增進健康有肯定效果。

輔酶 Q10

每個細胞均有輔酶 Q10，輔酶 Q10 又名泛醌 10，在能量轉換中起重要作用。早在 50 年前，日本醫生就將輔酶 Q10 作為心血管病的處方藥。一九九三年，美國醫生證明輔酶 Q10 可以延長肺癌、結腸癌和前列腺癌患者生命。丹麥醫生 Lockwood 對 32 名晚期乳腺癌患者做了觀察。所有患者手術後均殘留腫瘤組織，他們除了服用維生素 E 和必須脂肪酸外，每天還服用輔酶 Q10 90 毫克。觀察發現，全部患者生活品質均改善，有 6 名患者的腫瘤縮小，無一例發生轉移。之後，Lockwood 讓兩名患者提高服用輔酶 Q10 的劑量達每天 390 毫克。3 個月後，她們的腫瘤竟奇蹟般消失。二〇〇七年，印度醫生對 84 名使用三苯氧氨的乳腺癌患者進行了研究，讓她們同時服用輔酶 Q10、泛酸和維生素 B2。他們得出結論：輔酶 Q10 可以降低乳腺癌復發和轉移的風險。

輔酶 Q10 的常規劑量是 30~60 毫克 / 天。目前，有一種輔酶 Q10 新製劑叫超強輔酶 Q10，如為減少化療的副作用，可按醫囑每天服用 100~200 毫克。

葉酸

這是廣泛存在於食物中的一種天然 B 族維生素。已有資料證明，葉酸為細胞 DNA 合成、甲基化和修復所必須，可以預防 DNA 突變。已有證據表明，葉酸可預防宮頸癌和結腸癌。一項研究發現，血液內葉酸水準高者，感染人乳頭瘤病毒後不會發生宮頸發育障礙或癌前期病變。男性每天攝入 239 毫克葉酸，其發生結腸癌的風險較每天攝入

103.3 毫克者降低 60%。一九九八年，Giovanmucci 等曾對一組女性做了為時十五年的觀察，發現每天服用 400 毫克葉酸的女性患結腸癌的風險較普通女性降低 75%。

筆者在上海的朋友蕭樹東教授和他的研究組，對十六只犬進行了長達八個月的用化學方法誘導胃癌的實驗，同時對其中 8 只犬連續十五個月每天給予大劑量葉酸，並通過胃鏡瞭解實驗犬的胃黏膜是否出現癌變現象。結束時發現，8 只僅接受化學致癌劑的犬全部發生了胃癌，而另 8 只同時接受葉酸治療的犬中，只有 3 只發生胃癌。他們又在上海 10 所醫院進行隨機雙盲安慰劑對照的臨床研究。216 例萎縮性胃炎患者被分為 4 組，分別服用葉酸 (20 毫克 / 日)、天然 β - 胡蘿蔔素、合成 β - 胡蘿蔔素和安慰劑 (對照組)。對他們每 1~3 年進行胃鏡及活檢，隨訪 6~7 年。結果顯示，葉酸組未發生胃腸腫瘤，天然及合成胡蘿蔔素組各發生胃癌 1 例，對照組發生胃癌 3 例、結腸癌及食管癌各 1 例，這提示葉酸能降低胃腸道癌風險。

但已發生癌腫的患者不宜服用葉酸，因為流行病學調查發現，葉酸 可加速已有癌症的進展。

維生素 D

一份薈萃分析顯示，血液內維生素 D 水準高的人，患結腸癌的風險較普通人低 50%。二〇〇七年一項研究也顯示，攝入大量維生素 D 和鈣的婦女，患乳腺癌的風險明顯降低。另一項研究表明，每天攝入 2000 國際單位維生素 D，配合溫和日照，乳腺癌發生率降低 50%。

已有上百項研究表明，維生素 D 可以預防和治療癌症，其中維生素 D3 是最佳製劑，建議劑量每天最少 1000 國際單位。

癌症治療真的那麼複雜嗎？

實際上，現在對癌症的治療，

病人和醫生都處於各種麻木中。

我們不能讓病人再承受「治療之苦」了。

二〇一三年十一月，我在印尼演講。有一位老病人問我：「徐醫生，癌症治療真的那麼複雜嗎？」這是一位七十八歲女士，但正如她的名字「春妹」那樣，她的臉上看不到壽斑，甚至皺紋都很少，看上去不到六十歲。她講了她的故事── 二〇〇六年，她在美國。她的兒子在美國工作。一天，她突然發現「下身」出血，去醫院檢查，被診斷為子宮頸癌。四個醫生，包括兩個美國醫生、一個俄羅斯醫生和一位華人醫生一致認為：腫瘤已侵犯到子宮周圍組織，必須先化療再手術。她說：化療是「毒藥」，不接受；手術傷害大，自己年齡那麼大，怎麼吃得消？她回到印尼，要找一種沒有痛苦、也不會掉頭發的治療方法。幾天後，她到了中國深圳的一家大醫院，四個醫生為她會診，也是動員她接受化療和手術。她心灰意冷：癌症治療真的那麼複雜和痛苦嗎？

春妹婆婆是一個倔強的人，她輾轉來到廣州我院。讓她失望的是，這裡的醫生也是建議她接受手術。她發火了，將兒子從美國叫來，她對醫生說：「我是奔著你們的微創治療而來的，如果手術，我為什麼不在美國進行？」

醫生們做了認真討論。先給她做了血管介入局部化療；十天后，給她做了子宮頸冷凍；隨後，又給她做了光動力治療，先靜脈注射一種「光敏劑」，48 小時後，用一種紅色鐳射局部照射子宮頸局部。一周後，她出院了。

如今，她已「無病」度過八年了。她說：「徐醫生，我是幸運的，幾乎沒有受痛苦，癌症卻治好了。但說句老實話，我的治療也比較複雜，花的錢也不少，如果能有既簡單又便宜的方法就好了！」

初聽起來，這位春妹老太太似乎有些「既要馬兒好，又要馬兒不吃草」，這似乎有違常規。許多腫瘤治療藥物或療法都很貴，比如，一種針對肺癌的化療藥培美曲塞，僅一瓶就賣一萬多元人民幣。但細想下來，春妹提的要求並非奢望。歷史上就曾經有過「簡單」又「便宜」的治療。

二〇一三年十二月，著名 *Nature* 雜誌登載了一篇文章，題目是“A Caring Culture”， 副標題「William Coley 在一個世紀前發現一種方法能促進免疫系統，戰勝癌症。在被忽視數十年後，今天科學家們正在尋求複製他的成就」。

一百多年前，William Coley，紐約斯隆卡特琳癌症中心的一位骨科醫生，發現肉瘤病人被細菌感染後，腫瘤奇蹟般消失了。在這以後長達四十年內，他用熱滅活細菌製成疫苗 (即「Coley 毒素」) 治療了數百名腫瘤病人，不僅有骨肉瘤患者，也有其他癌症患者，四分之一的病人被他治癒。

一九九九年，有人將 Coley 毒素治療的 128 例病人和接受常規現代治療的 1675 例進行比較，發現他們的中位生存期分別為 8.9 年和 7.0 年，而且採用 Coley 毒素治療的肉瘤患者半數生存了 10 年以上，但用常規現代治療的患者中僅 38% 生存超過 10 年。Coley 也改善了腎癌和卵巢癌患者的 10 年生存率。即使按今天的標準，Coley 取得的成績也是輝煌的。美國加利福利亞的一位研究者 Charlie Starnes 説：「Coley 為他的病人 (肉瘤患者) 所做的遠比我們今天為同類病人做的要好得多。」

但是，經歷一個多世紀，Coley 免疫治療也沒有獲得註冊和公認，也就是説，沒有取得「合法」地位，這是為什麼呢？主要是因為二十世紀中葉化療和放療建立。化療和放療易於標準化，而 Coley 的方法需要細心地評價每個病人的情況，採用個體化治療方案，且其治療機制也不是很明確，不易標準化；加之，化療藥物推動了製藥工業發展，其所帶來的巨額利潤讓人趨之若鶩。所以 Coley 去世後，這項治療幾乎被忘記。

《*Nature*》雜誌的這篇文章似有為 Coley 療法「翻案」之意。治療癌症如果真能像 Coley 那樣，用那麼簡單的治療，取得的效果又比現在所用的「現代療法」好，那對患者是多大的貢獻！

我常常對一些治療結果心存痛苦。一次，我去看一位結腸癌晚期病人，他接受了一種靶向治療。這種被腫瘤界譽為「皇冠上寶石」的分子靶向藥物，是美國 FDA 二〇〇四年批准的新藥。我們希望這種藥物能給病人帶來新生。但病人應用該藥第三個週期後，出現難以控制的腸道大出血，不幸去世。他的家屬是基督徒，沒有抱怨，挽著我的手説：「謝謝，你們盡力了，上帝召他回去了。」我心裡卻一陣陣地痛。這種藥的研究在美國歷經十年有餘，耗資上億美元。400 名晚期結腸癌患者接受試驗，生存期平均較未用該藥者延長 4.7 個月。這一數字對於研究者來説有意義，但對於平均生命不會超過十六個月的晚期結腸癌患者來説，到底有多大的實質意義？何況 70% 的患者有這樣那樣的副反應，而且每一個週期需耗資數萬元人民幣。二〇〇四年三月二十二日，美國《財富》雜誌發表了一篇由癌症患者訪問數名專家後寫成的文章——「為什麼我們輸掉這場抗癌之戰？」（Why We're Losing the War on Cancer），文章說：人們良好的希望在幾十年後的今天還看不到實現的可能，癌症患者的生存期比過去延長了，但這種延長是以月而不是以年計的。文章指出，「應用藥物治療癌症的目標不是為了治病救人，而是為了實施『適當』的科學......』文章問道：「你耗費十年以上發現一種新藥，這種新藥與現有療法相比，縮小癌瘤的程度平均增加 10%。對患者有多大益處？」新的藥物與日俱增，但殘酷的現實沒有因此而改變。兩位義大利藥理學家在英國醫學月刊發表論文，他們把 1995—2000 年在歐洲上市的 12 種治癌新藥的療效，同相應的「舊藥」比較，發現這些新藥對患者的生存時間和生活品質沒有實質性好處，給患者帶來的不良反應也沒有減少。但是，這些新藥的價格卻大幅上升，其中一種新藥比相應「舊藥」貴 350 倍。

我們宣導腫瘤「綠色治療」，就是希望突破目前癌症治療的框框，走出一條既簡單又價廉的治療之路。中國國家最高科技獎獲得者、著名血液腫瘤專家王振義院士，發明了「誘導分化療法」。用這種療法治療一種 惡性的白血病，治癒率 95%，方法就是口服一種無副作用的藥物，費用不 及前述的一瓶化療藥。他說：「治療癌症一定要創新。也許，癌症治療沒有那麼複雜。」

困惑的「癌症文化」

文化，貫穿於整個社會，

也承載於人的生存、生活和命運中，

自然影響著人和癌的「相處」和「相鬥」。

上周，深圳的孫太來電話，說老孫走了。我有些吃驚，因為一個月前，老孫來醫院做常規復查和治療時，我還開玩笑地說他的氣色比他的老伴好得多，怎麼突然就「走了」？孫太說，老孫近來一直能吃能睡，每天都到公園散步。幾天前，突然昏迷不醒。我估計是轉移引起腦卒中，就是腦轉移瘤內突然血管破裂出血。我安慰孫太，讓她節哀，並表示歉意，「沒有讓老孫活下來」。孫太馬上說：「你千萬不要這麼講，我們非常感激了。這幾年老孫活得很開心，他是在開心中走的。」

老孫是我的老同事、老朋友。三年前的一天，老孫夫婦突然來到我的辦公室，說老孫被查出乙狀結腸癌，已有肝轉移和肺轉移。我建議他接受化療，但兩個週期化療後，他突然腹痛，檢查發現，他腹腔內有「游離氣體」，是腫瘤壞死併發腸穿孔。在急症情況下，我們給他做了結腸癌腸段切除。

手術後老孫的體質急劇變壞，肝和肺內轉移不斷擴大。老孫那年已經七十五歲，他要求「不要化療了」，於是我們給他做了轉移灶的冷凍消融和血管介入化療(區域性化療)。根據其免疫功能，又給予針對性免疫治療。一年前，他發生腦轉移，接受了放療。

老孫走了，我擔心起另一位老人老丁。他也是結腸癌伴多發性轉移患者。七年前，他在我的一位親戚介紹下找到我。原來七年半前他患了結腸癌，做了手術切除。術中發現腫瘤已發展到腸管的最外層漿膜，臨近的淋巴結 20 個中有多個轉移。術後他接受化療，剛接受兩個週期，年已七十六歲的他已經耐受不了了。正是在化療期間，PET-CT 發現他有盆腔和肝轉移以及可疑肺轉移。他是在幾個人的攙扶下來到我的診室的。他的兒子是一家 IT 企業的高管，一心一意要讓父親過「沒有痛苦的日子」，堅決拒絕「痛苦的治療」。 在仔細評價後，我們給老丁做了轉移灶冷凍消融和免疫治療。我曾想給他阿瓦斯丁 (Avastin) 治療。他兒子問該藥能延長多長的壽命，我說可能四～六個月；他問有無併發症，我說肯定有，該藥可能引起嚴重出血。老丁的兒子聽後，拒絕了這種治療。

老丁成了我們醫院許多醫護人員的朋友，大家把他稱為「老頑童」。他定期來醫院接受超聲檢查，每年接受一次 CT 或 PET-CT，發現哪裡有新的轉移灶，就在哪裡「消融」；免疫功能哪一項減退了，就接受相應的免疫治療。用他的話講，「活過來了」。起初兩年，他每天騎自行車，醫生說他活動「過度」，他改騎機動自行車。去年，他走路有時不穩，MR 發現有些「腦萎縮」。兒子要他外出「打的」，他不肯，兒子只好為他買了一輛機動三輪車。一個月前，我看了他的檢查資料，發現他的肝和肺內仍有小轉移灶存在，他卻輕鬆地說，他「能吃能睡能運動」，在「與癌共舞」。

雖然結直腸癌肝轉移的預後相對較好，但如果是多發性轉移，尤其發生肺、腦轉移，則患者生存期一般不超過一年。上述兩位老人一位活了三年，一位已經生存七年，還在享受生活，應該說是幸運的。

化療、放療是對付結直腸癌轉移的主要手段。為了生存下來，患者 常常追求新藥，醫生也常常推薦“高新”藥物。腫瘤如果縮小了，儘管是 微不足道的，也認為是「成功」的。腫瘤如果沒有改變，又把希望寄託在第二、第三代藥物上，或寄希望於新的組合，或者改用或加上放療。而對 放療，又是認為越新、越稀少、價格越貴越好。

最近，我就遇到這樣的患者。這是一位來自寧夏的六十歲女性，她兩年前患上乙狀結腸癌，手術切除了病變腸段。術後幾個月，發生肝和肺轉移，在當地醫院接受了化療，腫瘤不僅沒有縮小，反而數量增加。其丈夫帶她到北京一家大醫院，接受了第二代化療，轉移灶仍然沒有減少；隨後，他們又到了上海，接受了最新型組合化療，仍然沒有看到希望，於是東渡日本。在一次次失望之下，他們到了德國，接受了「質子放療」，先 照射掉一處轉移，休息一個月，再照射另一處。費用當然不菲，僅在德國的兩次治療，就花去人民幣近八十萬元。結果，正如患者丈夫用帶有憤怒的口氣抱怨道：「可悲呀！整個世界醫療的可悲！」

這位患者的丈夫抱怨的「可悲」，實際上反映了一種「癌症文化」。二〇〇四年，美國《財富》雜誌發表了由記者兼癌症患者寫的一篇文章，指出：「當前存在一種有問題的『癌症文化』，就是一種思維方式」「癌症研究陷入了誤區，追求知識成為終極目標，而不是成為追求其終極目標的手段。80% 的研究以小鼠、果蠅或是蛆蟲作為實驗對象 ...... 運用這些移植型腫瘤模型研究出的抗癌藥物大多治療不了人類癌症」。

當今「癌症文化」的特徵之一是追求**「新」**。結直腸癌的治療主要是手術切除。二十世紀九〇年代，標準的化療是氟尿嘧啶加甲醯四氫葉酸，但給轉移性結直腸癌患者帶來的生存受益十分有限。於是，在過去十多年內，至少有六種新藥應用於結直腸癌，包括三種化學藥，即卡培他濱 (希羅達)、伊立替康 (開普拓) 和奥沙利鉑 (樂沙定)，以及三種靶向單克隆抗體藥，即西妥昔單抗 (愛必妥)、貝伐單抗 (阿瓦斯丁) 和帕尼單抗 (維克替比)。但是，這些新藥，不管是單藥或其組合，能否給患者帶 來實際受益，幾乎沒有一個可信任的結論。

「癌症文化」特徵之二是**「千篇一律」**。並非所有結直腸癌都是一樣的。美國喬治城大學醫院的約翰·馬歇爾博士認為，手術可治癒 75% 的 II 期結直腸癌患者，其餘 25% 未經手術治癒的患者中，僅有 3%~5% 能從 化療中受益。化療，重要的是如何判斷哪種療法對哪類患者奏效。換句話說，哪些患者屬於上述“3%~5%”。例如，二〇〇四年美國 FDA 批准的西妥昔單抗，能提供「短暫的存活效用」，但實際上，該藥對帶有特定基因 (K-ras 基因) 突變的患者有害，而多達 40% 的轉移性結直腸癌患者有此突變。

「癌症文化」特徵之三是迷信**「權威」**。人們期望找到帶有特定基因組特徵的癌症，以實施最合適的藥物。二〇〇六年，美國杜克大學波蒂博士的研究團隊聲稱獲得了「可預測單個化學藥物敏感性的基因表達特徵」，「其中許多特徵能夠準確預測臨床反應」。他們的文章發表在最權威的雜誌上，美國國立癌症研究所給了巨大資助，一家基於「基因組特徵」的創業公司「癌症指南診斷」由此開始運營。但實際上，這是一份「造假的欺詐」。結果是：波蒂博士的論文被雜誌撤回，他被停職。但更可悲的是，參與波蒂博士研究試驗的病人接受了無價值的檢查 (包括活檢)，耽誤了有效治療的時機。

「癌症文化」特徵之四是忽視藥物副反應的傷害，**「見瘤不見人」**。以阿瓦斯丁 (即貝伐單抗) 為例，二〇一一年《新英格蘭醫學雜誌》發表文章，報導阿瓦斯丁使復發性卵巢癌患者的無進展生存期延長四個月，另一篇文章則報導可延長兩個月；對轉移性乳腺癌患者延長生存期一～三個月。但是，該藥的副作用卻是災難性的，包括胃腸穿孔、傷口不癒、中風或心臟損害，以及致命性出血。正因為這些副作用，FDA 於二〇一一年底撤銷了對使用阿瓦斯丁治療轉移性乳腺癌的許可。美國紀念斯隆·凱特琳癌症中心乳腺科主任哈迪斯博士說：「阿瓦斯丁沒有延長任何一個病人的生命。」但儘管如此，該藥仍被作為結直腸癌的"標準" 治療，還擴大到肺癌的治療。

「癌症文化」特徵之五是不講**「成本效益」**。昂貴的藥物不一定帶來生存受益，但其嚴重副作用會讓患者生活品質十分「悲慘」，甚至喪命。兩位義大利藥理學家在英國醫學月刊發表論文，他們把一九九五～二〇〇〇年 在歐洲上市的十二種治癌新藥療效，同相應的批准療法進行比較，發現這些新藥對提高患者的生存率沒有任何實質性的好的作用，藥品安全性沒有改進，患者生活品質也沒有改善，而這些藥物的價格卻大幅上升，其中一種新藥甚至比「舊藥」貴 350 倍。應用氟尿嘧啶一四氫葉酸治療結 直腸癌六個月的療程，在美國要花一百美元；如果每三個星期加一劑量伊立替康，則要加 3 萬美元；如隔一周加用一劑量阿瓦斯丁，一個療程就是 2.4 萬美元。癌症病人是「弱勢群體」，如果醫生推薦了某種藥物，很少有人質疑，基於對「延續生命」的憧憬，他們不得不孤注一擲。到底生存效益是否有與價錢相符的價值，這是一個似乎永遠無法解開的謎題。

再回到前述的那位患轉移性結腸癌的寧夏女士。他的丈夫希望我幫其拿主意：能不能用 PD1(程式性細胞死亡蛋白 1) 抑制劑給他的太太治療？我十分躊躇，因為被認為「最新進展」的 PD1 抑制劑 Keytruda，價格每 100 毫克是 48000 港元，用量是 10 mg/kg 靜脈輸注，每兩週一次。 按《新英格蘭醫學雜誌》發表的治療結直腸癌 II 期研究，終點是20周時的客觀反應率。結果接受研究的33例中，僅1例呈完全緩解，持續三年。這位寧夏女士能有這樣的運氣嗎？文獻報告的Keytruda副作用不少，有的甚至是致命的。可能被「癌症文化」所困惑，迄今我難以為這位女士作出決斷。（本文部分資料引自瑪格麗特·庫默：《無癌的世界》，光明日報出版社，二〇一五）

讓患者參加抗癌戰鬥

既然癌細胞是從我們的自身細胞演變而來，

爲什麼不讓自己了解這個「不孝之子」呢？

二〇一四年中秋節的上午，我來到醫院，看到病區祥和安靜：值班醫生忙著檢查病人、寫病歷；護士對醫囑，給病人打針發藥；「志願者工作室」的沙發上，坐了幾位病人和家屬，正在聊天，看見我，紛紛表達節日祝賀。

我信步走到 3 區 328 室。A 床是一位胰腺癌患者，七十三歲，是一九六五年從中山醫學院畢業的老醫生。她說：「我知道自己得了胰腺癌，這是癌王，但我要活下來！」我說：「你是醫生，你看應該怎樣戰勝這種病？」 她說：「我現在已接受了兩次冷凍，只是右下腹還有些痛，你們好好研究一下。我有信心，因為我看到你們治療的病人有的已活了六年了。」

這個房間 B 床是一位年僅三十歲的女青年，她畢業於中國著名的交通大學。前幾年被查出有乙狀結腸癌，在其他醫院接受了手術。一年後，腫瘤復發，轉移到盆腔的卵巢、子宮以及腹膜、腹腔淋巴結。兩周前，在我院接受了再次手術。外科專家李朝龍為她切除了轉移灶，又給她做了腹腔轉移灶冷凍、腹腔熱化療。她見到我十分開心，説要像我那樣，樂觀抗癌。她知道我應用一種特製疫苗做免疫治療，成功地治療了一些轉移性結直腸癌患者，說：「院長，我也要像他們那樣，『與癌共存』！」我掏出手機，讓她看了一位八十二歲老人的照片和他的 PET-CT 片。老人的結腸癌已轉移到肝、盆腔、腹腔和肺。六年前開始接受疫苗免疫治療，現在每天騎自行車，樂此不彼。女青年十分開心地說：「我相信我會比這位老爺爺活得更好。」

這兩位病人，一位是老醫生，一位是大學畢業生，知識豐富，理解力強，對自己的癌症瞭若指掌。她們信心十足，沒有被晚期癌症嚇到，對生存充滿期望。

癌症病人瞭解自己的病情，是好是壞？

有人認為，向患者隱瞞真實病情，有利於保持患者的生活品質和良好心情。這種看法是錯誤的，因為向癌症患者隱瞞病情既不符合法理，也不符合大多數患者的主觀願望，有可能會加重患者的心理負擔，甚至給治療帶來負面影響。知情同意權是患者自身的權利，只有當患者不具有同意能力時，其親屬才能代理行使知情同意權。

知情同意權立法的理論基礎是患者的自主權和自我決定權。任何有行為能力的患者都有權決定與自己身體健康相關的事項，不管這些決定是否會損害其健康。只有患者有權對自己的身體行使自主權，其他任何人， 包括患者家屬、所在單位、醫生、醫療機構乃至政府，都沒有權利行使該項權利。對有同意能力的患者而言，其享有的知情同意權不容任何人替代或剝奪。

美國一九七三年《患者權利法案》明確規定：患者對與疾病有關的診斷、治療、預測及危險性等資訊，享有知情權；對看護、治療有接受權或拒絕權；在被充分告知後，有親自判斷利害得失之自我決定權。在醫療實踐中，醫護人員要第一時間將診斷情況和治療方案通知患者本人，由患者自己決定如何治療以及何時告知家人。

在中國，二〇一〇年通過的《侵權責任法》，也規定醫療關係中知情同意權的主體是患者。雖然該法律同時規定「不宜向患者說明的，應當向患者的近親屬說明，並取得其書面同意」，但這只適於當患者失去完全或部分行為能力時。在患者自身擁有同意能力時，親屬代理其行使知情同意權是不妥當的。

從患者自身的主觀意願來看，大多數癌症患者希望儘快得知自己病情的真相。在英國，二〇〇一年曾進行一項調查，87% 被調查的癌症患者想知道盡可能多的關於病症的資訊，高達 98% 的患者想知道他們的疾病是否是癌症；在日本，福岡大學的一項調查也顯示，85.7% 的被調查癌症患者希望獲知自己的疾病資訊；中國四川大學華西醫學院曾對 1023 名中國癌症患者及家屬進行調查，90.8% 的被調查者認為，應該讓早期癌症病人知道病情真相，60.5% 認為應該讓晚期癌症病人知道病情真相。

有人擔心，告知患者癌症診斷和病情，會讓患者感覺到絕望和無助，但這僅僅是暫時的。從長期效果來看，向患者隱瞞病情，無助於保持患者的生活品質，反而有可能加重患者的心理負擔。英國、印度、土耳其學者的多項實證研究都表明，患者的生活品質和精神狀況在得知病情前後並無顯著變化。日本一項實證研究也顯示，給癌症患者關於病情的模糊解釋，並不會給患者帶來額外的精神穩定性。二〇〇六年，一份對 58 位山西省癌 症患者的研究表明，患者對其病情瞭解越全面，其抑鬱程度越低。

對癌症患者隱瞞病情可能會引起他們的猜疑、焦慮和抑鬱等不良情緒，進而影響患者的生活品質和精神狀態。華中科技大學同濟醫學院的調查顯示，58.0% 的癌症病人對醫護人員隱瞞病情十分不滿，45.1% 的癌症病人會因為家屬瞭解真實病情、自己不知道而氣憤。英國德文郡一家醫院的研究也顯示，當患者已開始高度懷疑自己患惡性腫瘤但又得不到證實時，其焦慮高於已被告知的患者。

對癌症患者隱瞞病情，還會給醫護人員對患者的治療和心理支持產生負面影響。癌症治療需要患者和醫護人員的長期合作，醫患之間的溝通和信任至關重要。而隱瞞患者病情會讓醫護人員縮手縮腳，給患者的治療帶來負面影響。在臨床上，醫護人員為了幫助患者家屬向患者隱瞞病情，都得統一口徑，查房時必須謹小慎微，避開患者，包括向患者隱瞞藥物的名稱和真實功能。這些都使醫護人員無法和患者進行深入、真誠、有效地溝通。事實上，長期對癌症患者隱瞞病情不切實際，患者總能從蛛絲馬跡中得知真相。如果醫護人員不經意間流露出病情，或患者通過不同途徑知道了真相，會認為醫護人員「不誠實」，甚至吵鬧投訴，由此發生的醫療糾紛並非少見。

癌症治療是一痛苦過程，治療出現副作用在所難免，心理支持十分重要。若無法向患者坦陳病情的真相，心理師也就無從向其提供有針對性的心理支援，從而會進一步加重患者的心理負擔。

我一向主張向患者公開病情，因為我自己就是一名癌症患者。前述的兩位患者，她們知道自己的病情，從而和醫生一起為生存而努力。當然，醫生要耐心地、有技巧地向病人解釋，要講「辯證法」，既要交代病情，又要讓患者看到光明，看到生存的希望，讓他們一起參加抗癌的戰鬥。

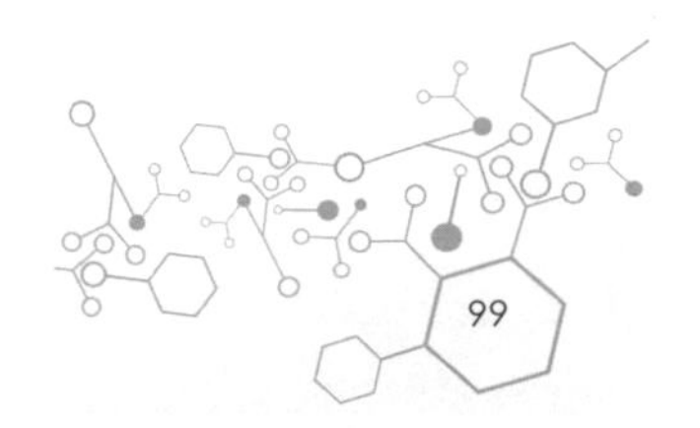

愛的接力

一個人爬山，突然走到懸崖邊，

如果有一個人拉住他，將會避免一場災難。

「彭細妹救了一個肝癌病人」，這些天，復大腫瘤醫院在傳著這一消息。

彭細妹是何人？她是我院的志願者，一位從死亡線被挽救回來的巨大卵巢癌患者，家住廣東西部的化州農村。二〇〇八年初，她下腹部隱隱作痛，去湛江市中心人民醫院檢查，被診斷患了卵巢癌。醫生告訴她：治療，可活二～三年；不治，也可能活二～三年。為了不連累家人，她獨自帶著做生意攢下的八千元，開始了到處流浪的生活。二〇〇九年下半年，她的肚子已變得比十月懷胎更大，下肢腫得像象腿。她預計死亡臨近了，又來到湛江市中心人民醫院。在這裡她不是想看病，因為她已身無分文，她只想在醫院裡死去後，能有尊嚴地被送去火化。

二〇〇九年十二月十八日，我隨廣東省醫學專家組去湛江義診，在醫院裡遇到彭細妹，後將她接來我院，為她取出 55 千克重的癌腫和囊液。彭細妹獲得完全的康復，如今她在復大腫瘤醫院當義工，為住院治療的癌症病人進行「話療」，她用自己的經歷鼓勵病人樹立戰勝疾病的信心。去年，彭細妹結了婚，老公在海南做司機。

一個多月前，彭細妹來到我的辦公室，說她老公在海南的朋友患了肝癌。這位朋友的三個兒女到處為其父求醫，最後他在海南一家醫院接受了化療。治療後嘔吐、腹瀉，好多天吃不下飯，消瘦了十幾斤，他說什麼也不肯再接受化療了。醫生說已是晚期了，不管做什麼治療，其壽命都不會超過三個月。細妹知道後，拚命動員病人來我院治療，並對他談了自己的經歷，說她當初也是認為既然是癌，反正是死，就自己放棄自己。她說：「我幸運地遇到徐院長，他把我救過來了。說不定你也有我這樣的運氣！」

細妹幾乎求著我，讓我無論如何要幫幫她丈夫的這位朋友。她又動員教會姐妹，大家都出點錢幫助這位朋友。

幾天後，海南那位「肝癌」病人來了。我看了他帶來的 CT 片，他的肝臟裡有好幾塊「占位」性病變，肺裡也有幾塊病變，當地醫生診斷為肝癌伴肺轉移。我再看他帶來的實驗室檢查，甲胎蛋白和 CEA

↓彭細妹正在給病人做「話療」

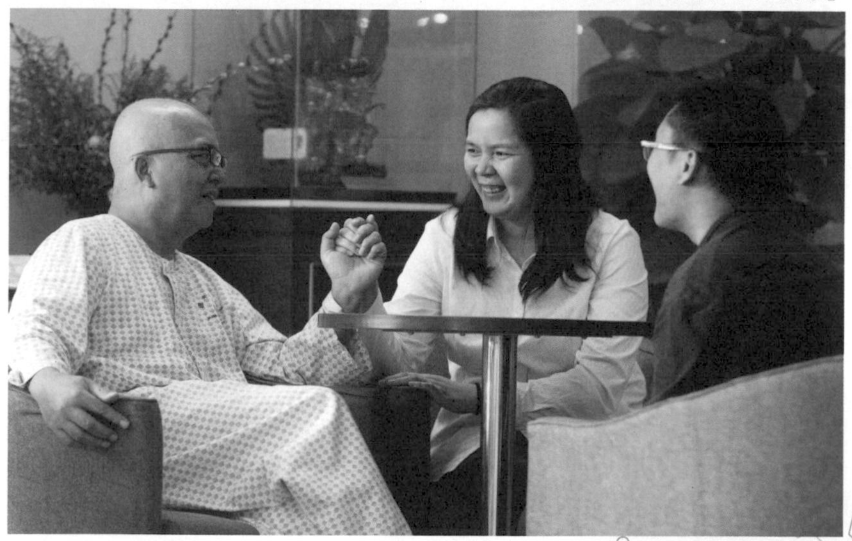

等幾項腫瘤檢查均正常，乙型和丙型肝炎檢查也是陰性。我讓病人先住下，囑咐病房醫生進一步給病人明確診斷。

一周後，病區主任告訴我，做了肝穿刺活檢，一共取了八塊肝組織，病理檢查均為「炎症」，沒有找到癌細胞。我又囑咐醫生給他肺腫塊做穿刺活檢，三天後，病理報告：結核。

好險呀！如果不是做活撿，而且不僅穿刺肝臟，還穿刺肺，結核就不能得到診斷；如果不是來到廣州，病人就會一直被當地醫院按肝癌處理，不會獲得正確治療，而肝癌和結核治療大相徑庭；如果不是彭細妹愛心驅使，極力動員病人前來我院，病人在當地或者放棄，或者按肝癌治療，便會很快死亡。

我院發揚愛心，成功救助彭細妹；獲得新生的細妹傳遞愛心，救助這位海南病人來到我院，「撿」回一條命。這就是愛心接力！最有功的是彭細妹，沒有她，這個病人也許已離開人世了。

再談結核，雖然肺結核多見，但肝結核罕見。由於肝結核沒有特殊症狀，因此臨床上很難診斷，必須依賴活組織檢查。這位海南病人，如僅憑 CT，診斷「肝癌」沒有錯，但如果細心探究，他的腫瘤標誌物，尤其是甲胎蛋白、CEA 均正常，前者是肝細胞癌的標誌物，約有 70% 的病人升 高，後者是腸癌標誌物，90% 左右的結直腸癌肝轉移患者會升高。而且， 肝細胞癌多由乙型肝炎病毒感染引起 (少數由丙型肝炎引起)，這位病人 的乙型和丙型肝炎檢查均為陰性。正是基於上述的實驗室檢查，啟示我們 考慮他患的可能不是肝癌，而要進一步檢查。由此可見，對任何一種疾 病，尤其是癌症，明確診斷極為必要。這就是為什麼在我院要求每個病人都要有病理檢查結果的原因。

關於前列腺癌

以往多見於西方國家的「富癌」——前列腺癌，

如今越來越多見於中國男性，務須警惕。

二〇一四年五月某天淩晨我被電話鈴吵醒，我的妻侄女在電話裡哭著說：「姑父，我先生出事了，醫生説他肯定患了前列腺癌！」我要她不要急，問她到底怎麼回事。她告訴我：她丈夫在社區醫院檢查，血液「指標」 6.9，醫生説前列腺癌的可能性 90%，因為他在去年檢查時，「指標」僅 5.2 。我要她趕快送先生去做超聲檢查，她說：「已約好了，但要等到下月 27 日。」她講的「指標」是前列腺相關抗原 PSA，一種診斷前列腺癌的 腫瘤標誌物。

癌症就是這樣不知不覺來到某個家庭。我的妻侄女和她的丈夫隨子女去加拿大定居已有五年多。他們二〇一三年回國探親訪友，二〇一四年春節後剛回加拿大，本來高高興興的，幾乎一夜間，快樂一下子消失，代之的是恐慌、等待和渺茫……

前列腺癌本來多發生於富人，有人稱之為“富癌”。在美歐西方國家，六十、七十和八十歲的男人中，分別有 40%、50% 和 60% 會患上前列腺癌。有人報告，在因其他原因死亡而做屍體解剖的九十歲男性逝者中，幾乎 90% 以上均有前列腺癌存在，只是一生中從無症狀，也未被檢查出來。

也許是生活習慣的改變或壽命延長，東方男性前列腺癌發生率近年來明顯增高。肥胖、高脂飲食、運動太少和吸煙，均可能與前列腺癌發生有關。

前列腺位於膀胱出口處，尿道從其內穿過。早期的局限性前列腺癌通常沒有任何症狀。當腫瘤侵犯或阻塞尿道、膀胱頸時，則會發生下尿路梗阻或刺激症狀，有逐漸加重的尿流緩慢、尿頻、尿急、尿流中斷、排尿不盡、排尿困難等症狀，嚴重者可能出現急性尿瀦留、血尿、尿失禁。血清 PSA 監測有助於診斷前列腺癌。妻侄女婿的 PSA 升高，結合他的年齡 (六十多歲)，應考慮有前列腺癌可能，但確定診斷單憑 PSA 是不夠的，因為從臨床實踐的角度考慮，PSA 雖然是前列腺器官特異性的標誌物，但 並不是前列腺癌特異性的標誌物。一些前列腺的良性疾病，如前列腺增生和前列腺炎等，也會使血清 PSA 水準上升。PSA 檢測應在射精 24 小時後，直腸指檢、膀胱鏡檢查、導尿等操作 48 小時後，前列腺按摩一周後，前列腺穿刺一個月後進行。PSA 檢測時應無急性前列腺炎、尿瀦留等疾病，才能反應患者的真實情況。

血清 PSA 的升高幅度對診斷前列腺癌甚為重要。PSA>4.0 ng/mL 為異常。PSA 介於 4~10 ng/mL 時，發生前列腺癌的可能性在 25% 左右；PSA>10 ng/ml，發生前列腺癌的可能性高達 50%~60% 。我的妻侄女婿的 PSA 為 6.9， 顯然屬於「可疑」而不是「肯定」。看來那位加拿大醫生不太「專業」。

我告訴我的妻侄女，她的丈夫尚需接受其他檢查，例如要請醫生作直腸指撿，即將手指伸入直腸內，觸摸前列腺，檢查其大小、外形、質地、有無結節及結節大小、質地和範圍。大多數前列腺癌起源於前列腺的外周帶，當前列腺結節的體積大於 0.2 立方釐米時就可以被發現。還需要做影像學檢查，例如超聲、CT 或 MR。超聲可發現直徑小到 5 毫米的病灶，並能初步判斷腫瘤的體積大小。如果發現有占位性病變，還要作經直腸取活組織，做病理學檢查和 Gleason 評分。

我還安慰妻侄女，與其他癌症相比，前列腺癌相對「溫和」，不像其他癌發展那麼快。在治療中，有一種叫「等待」，就是發現前列腺癌後，如果病變較小，比較局限，沒有轉移，而患者年齡又大，可不予治療，等到病變增大了再處理。但「等待」一定要慎重，醫生和病人必須充分溝通，相互理解。

前列腺癌的常規治療是手術切除和放療。近年來，隨著影像技術的發展，也可在超聲引導下做微創消融治療。目前有三種技術：

❶冷凍治療：超聲引導下，將冷凍探針經皮插入前列腺內，輸入氬氣，探針頂端溫度在瞬間降至零下 160 ℃，10 分鐘後，改輸氦氣，溫度升至 20 ℃ ~40 ℃，再改輸氬氣，如此做兩個輪回，可使前列腺內腫瘤消融。本法治療有效率達 99%。

---

❷碘 125 粒子植入消融：這是一種近距離療法。在超聲引導下，用 細長導管針，將粒子經皮植入前列腺腫瘤內。根據瘤塊大小，植入的粒子 數不同，一般需 50~100 粒。粒子內碘 125 放射出短 γ 射線，可將腫瘤細胞 殺滅。本法治療有效率 98%。

---

❸納米刀消融：這是一種新型技術，其原理是輸入高電壓短脈沖，引起細胞膜發生無數納米大小的穿孔，導致細胞凋亡。該法最大的優點是對神經、血管等重要功能性結構無明顯損傷，因此用其治療前列腺癌不會引起大出血、陽痿等不良反應。

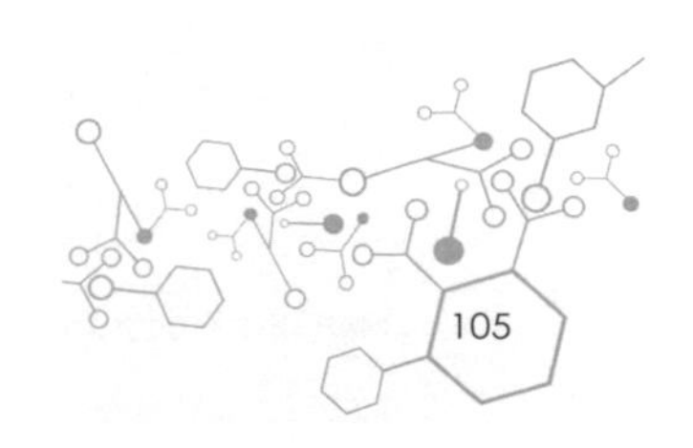

老教授患上第四種「重複癌」

放化療是把「雙刃劍」，既可能殺癌，也可能致癌。

重複癌的發生與其關係密切。

上周，一位女士手提了一卷 CT 片在女兒的陪同下來到了我的辦公室。女士頭髮花白，雖然面孔顯得「老態」，但透出非凡的氣質。坐下後，這位女士自我介紹：「我是 XX 大學的教授，教金融學的。」她打趣地說：「徐教授，我們同齡，現在我們是『癌友』。」

我看了這位老教授帶來的病史介紹和 CT、PET-CT 報告。六年來，這位教授先是患乳腺癌，接受了手術切除和化療；兩年後，又患上肺癌，再接受手術和化療；隨後一年，又患上左腎癌，再接受手術。最近，她感到下腹部不適，去醫院檢查，發現卵巢癌，並已擴散到臨近的子宮和腸管。老教授説：「我從網上看了你的文章，非常贊同你的『與癌共存』理念。我得的三種癌，都是常規治療，卻是『此起彼伏』，現在對第四種癌，我要換一個思路來治療了。」

老教授享受公費醫療，但只能在她的大學系統的附屬醫院看病。她說：「我寧願自費，這次也要到你們醫院治療。」

老教授患的是「重複癌」。

重複癌是指同時或相繼發生兩個或兩個以上彼此無關的原發性惡性腫瘤。

按照一九三二年 Warren 和 Gates 提出的標準，重複癌是指在病理組織學上形態不同的惡性腫瘤。如發生兩種癌，稱二重癌；發生三種癌，稱三重癌；發生在六個月以內，稱同時重複癌；發生在六個月以外，稱異時重複癌。

中國中醫科學院曾總結廣安門醫院二〇〇二～二〇〇七年共收治的 52 例重複癌，其中同時重複癌 7 例，異時重複癌 45 例，這些病患的首發癌發生到第二種癌發生的平均相距時間為 7.1 年。

首發癌在男性依次為前列腺癌、大腸癌、膀胱癌和肺癌，女性依次為乳腺癌、大腸癌、卵巢癌和肺癌；重複癌在男性依次為肺癌、肝癌、腎癌、大腸癌和胃癌，女性依次為肺癌、大腸癌、胃癌和子宮內膜癌。

導致重複癌的因素與一般所講的癌症發生原因相似，包括不良生活方式、感染、遺傳因素等。

但對於重複癌的發生，不能忽視放化療的誘導作用。

化療藥物本身是殺癌劑，它參與了修復、調整 DNA 的過程，但在這個過程中，它不一定能把握正確的方向，如果方向錯了，就可能形成新的細胞突變，導致其他癌症的發生。事實上，一些化療藥物在說明書中就有明確的標注，如「長期使用可能導致 ×× 癌症的發生」等類似的字樣。

放療雖然是治療某些癌症的常規療法，但也是誘發癌症發生的因素。例如乳腺癌放療後，發生胸壁肉瘤的可能性增加 10.27 倍，發生時間在末次放療後的三～二十年；子宮癌放療後，在子宮附近發生的第二種癌腫和白血病中，11% 與放療有關；鼻咽癌放療後，發生第二種癌腫的可能性為 0.5%~1%，發生時間平均為九年。

放化療誘發重複癌的機制很多，但主要與免疫抑制有關。正因為如此，我們在放化療的同時或之後，常會檢測病人的免疫功能，如果病人的免疫功能有「缺陷」，則一般通過免疫治療予以糾正。

一般認為，第二種癌腫的預後比首發癌差。有人報告，頭頸部放療後發生的惡性纖維組織細胞瘤 5 年生存率幾乎為 0，而原發性惡性纖維組織細胞瘤患者，72% 在治療後可活存 5 年以上。

但如果及時識別重複癌，而不是想當然地認為是原來的癌轉移，可能給病人一次有效治療的機會。

最近，我們收治了一位七十歲的上海女士。她五年前患結腸癌，接受了手術切除和化療。幾個月前，她的下腹部生了腫塊。腫塊一天天長大，自己用手也能摸到，而且影響到大小便。她去上海一家有名的醫院掛了「專家號」，做了 CT。專家對她的女兒説「腸癌轉移了，生命不會超過三個月」。孝順的兒女將她送來廣州。我們檢查後發現，她下腹部的腫塊有「彈性」，考慮是重複癌——卵巢癌。果然，手術中發現她的盆腔內有一個直徑 30 釐米大的腫瘤，包膜完整。病理證實是卵巢腺癌，腫瘤被完整地切除了。

她真幸運！我估計，她至少能再享受五年人生。

老廳長從美國回來

基因這東西是與生俱來的，

有些癌症與其息息相關。

二〇一四年一月某一天上午，我突然接到電話，電話裡傳來熟悉的聲音：「是徐教授嗎？我剛從美國回來，準備去看你。」這不是老廳長嗎？我大吃一驚：近二十年不見了，他還是講那種帶粵語色彩的普通話！他告訴我，他患了胃癌，有肝轉移，希望我給他的治療「出出主意」。

老廳長來了，陪同的有他在美國紐約一家著名醫學院做內科醫生的兒子。老廳長告訴我，他兩個月前感到上腹部不適，先去看了地段全科醫生，再看了專科醫生，隨後接受了胃鏡檢查。我看了他從美國帶來的資料。胃鏡報告顯示為胃癌，病變侵犯胃竇小彎，有一深在的潰瘍，表面凹凸不平；MR 影像顯示胃周圍有淋巴結腫大，肝內有三個轉移灶，其中一個較大，直徑約 3 釐米，靠近肝門區大血管。

我為老廳長惋惜。他是胃腸科專家，在世界醫療條件最好的美國，怎麼胃癌到了晚期才被發現？作為醫生，我又一次提醒自己：要接受教訓，做好「癌症預防」教育，讓更多的癌症患者獲得早期診斷和治療。

胃癌是常見的惡性腫瘤，全球每年約有九十萬胃癌新患者，同

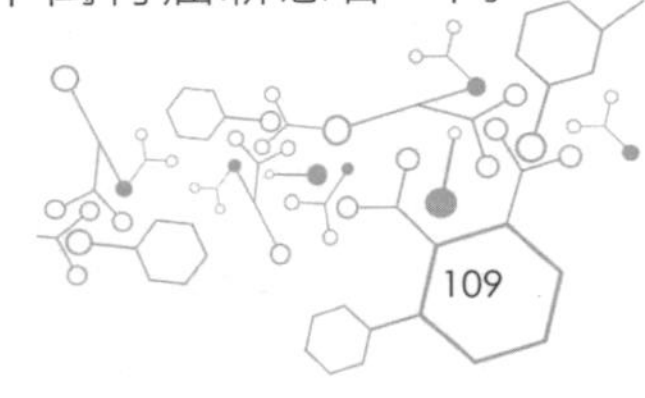

時有七十萬人死於胃癌。在中國，每年胃癌新發患者達四十萬人，死於胃癌者達三十萬人。二〇〇五年，中國胃癌發病率在男性中達37.1/100000，在女性中為17.4/100000。近年來，胃癌的發病率和死亡率有輕微下降，但這種下降的趨勢主要見於男性，相反，女性有上升趨勢。胃癌發病有明顯的地域性差別，中國的西北與東部沿海地區，胃癌發病率明顯高於南方地區。長期食用熏烤、鹽醃食品的人群中，胃遠端癌發病率高，這與食品中亞硝酸鹽、真菌毒素、多環芳烴化合物等致癌物或前致癌物含量高有關。吸煙者的胃癌發病危險較不吸煙者高50%。

胃癌通過胃鏡檢查很容易被發現。對有癌前病變，如慢性萎縮性胃炎伴腸上皮化生，尤其是異性增生的患者，每半年一次胃鏡檢查，常能發現「早期胃癌」，即病變僅限於胃的黏膜層或黏膜下層。這種胃癌手術切除後效果很好，患者5年生存率達90%。

老廳長談起了他的感觸。他認為之所以延誤診斷，主要原因有三：一是自己沒有重視「胃」，把保健的重點放在「心臟」了；二是總認為「胃口好」、「無胃痛」，不會有胃病，但事實上，半數胃癌可以無任何症狀；三是在美國胃癌較少，醫生也不大重視。

胃癌在東方人中多見，可能與基因有關。老廳長提醒：亞洲人到了西方，千萬不要忘記自己是東方人的基因，東方人常見的癌症仍然會隨時看上你！

美國一本書引起的故事

對乳房的珍視，

讓她決然走上一條截然不同的治療之路。

二〇一四年四月五日，正值中國清明節假期，醫院 4 區主任打來電話，說美國作家蘿拉 (Laura) 來了，希望見我。我馬上開車回到醫院，走進病房，Laura 見到我，快步迎上來，握手，擁抱。站在一旁的是一位高大壯實的老人，這是 Laura 的丈夫 Alex 先生。一年半不見，Laura 依然是老樣子，頭髮花白，面色紅潤，總是露著笑。Alex 看上去年齡比 Laura 大，留著鬍子，握手時感覺他的手溫暖有力，感受到他全身充滿力量。Laura 說，Alex 幾年前患上了前列腺癌，這次他們是專程來我院接受免疫治療的。

Laura 拿起一本書給我，書名是 *They're Mine and I'm Keeping Them*。二〇一二年十二月， Laura 訪問我院時，曾說她正與 Peter 教授合作寫一本書，可能就是這本書吧！

這是一本沉甸甸的書，封面是一幅人物漫畫：一個修長女性，雙手在胸前交叉護著乳房。這可能就是書名的含義。翻開書的扉頁，上面寫著贈送給我的簽名，字跡飄逸。Laura 畢業於波蘭大學藝術系，擅長畫富於寓意的人物畫，也寫了不少書，近年來她和丈夫一起開工作室，主要從事畫廊、展覽設計。第二天，我迫不及待地讀起了此書。

此書的作者有三人，分別是 Laura、艾力克絲 (Alex) 和美國醫生彼得 (Peter) 教授。內容主要記述：二〇〇二年，Laura 患乳腺癌，她不想接受乳房切除手術，也不願接受化療，她的丈夫為她四處尋找新的治療手段。他們得知遠在千里之外的底特律的 Peter 教授是冷凍治療專家後，立即飛去求醫。

Peter 教授是放射科和泌尿科專家，在 Karmanos 癌症研究所和 Wayne 州立大學工作，在此之前，他主要應用冷凍治療前列腺癌和腎癌，尚少治療乳腺癌，Laura 是他最早治療的乳腺癌病人。治療非常成功。在局部麻醉和少量鎮靜劑應用後，在超聲監護下，Peter 將兩根冷凍探針插入 Laura 的乳房腫塊中心，針間距離 1.5 釐米，然後輸入氬氣，使探針頂端溫度快速 降至零下 160℃，10 分鐘後，改輸氦氣，使溫度上升……如是交替進行，整個過程花了不到 1 小時。

Laura 很高興，她要讓更多的女性知道乳腺癌的治療可以非常簡單和有效。她建立了網站，致力宣傳「保護乳房」。從治療 Laura 開始，Peter 教授也把精力用於冷凍治療乳腺癌上，並於二〇〇九年發表了論文《乳腺癌冷凍治療：一項不用切除的可行性研究》。

二〇一二年九月，加拿大 Fe 女士的乳腺癌復發了。一年前，她被診斷為乳腺癌，接受了乳房切除和化療。讓她意想不到的是，腫瘤很快復發了，肺、肝和骨、淋巴結廣泛轉移。生性脆弱的她整日以淚洗面。她的丈夫看到了 Laura 的網站，打電話去諮詢。Laura 馬上為她找到 Peter 教授。Peter 說：他只做早期乳腺癌冷凍，Fe 的乳腺癌已是進展期，僅冷凍治療是不行的，必須綜合治療。他說：「中國廣州有個復大腫瘤醫院，治療進展期腫瘤很有成就，不妨去廣州吧。」消息傳給 Fe，她和丈夫很高興，但中國那麼遠，他們從未去過。好心的 Laura 又找到 Peter。Peter 說：「太巧了，我認識復大腫瘤醫院的

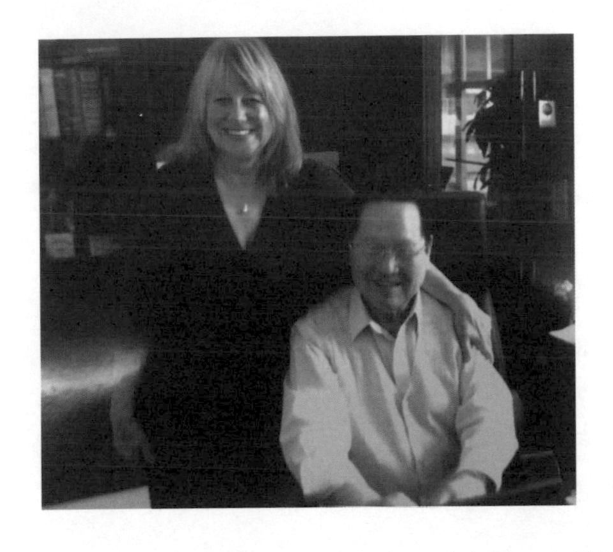

←我與美國作家 Laura

徐克成院長，我正準備去中國訪問他們醫院。」他希望 Fe 在他去中國期間到達復大腫瘤醫院。

Peter 教授在中國很有名，是他最早將美國發明的氬氦冷凍技術介紹到中國，也是他協助中國醫生在中國開展了第一例肝癌冷凍消融手術。我院是中國第二家引進 氬氦冷凍技術的醫院。二〇〇七年，在第十四屆世界冷凍治療大會上，我和 Peter 有過認真的交流，Peter 對復大腫瘤醫院快速發展的冷凍技術極為欣賞。二〇一二年十一月，復大腫瘤醫院在網上發布在廣州舉行「國際腫瘤專題討論會」的消息，Peter 看了，想借此機會參觀我院，於是給我發來郵件。作為老朋友，我求之不得，馬上邀請他參會並做演講。接著，我又收到他的另一封郵件，希望我們照顧好即將來我 院治療的 Fe 女士。

Fe 在朋友的陪同下，於二〇一二年十二月十六日來到我院，她寫信邀請 Laura 也來中國。Laura 從未到過中國，對這個東方大國一直充滿好奇感，更重要的是，她想看看外面傳得神乎其神的復大腫瘤醫院到底是真是假。二〇一二年十二月二十一日，Laura 和兒子匆匆準備後就啟程了。他們沒有通知復大腫瘤醫院，到達廣州後，就默默地住進了離醫院最近的一家小旅館。

此後的故事可以預期了——

Laura 迫不及待地來到 Fe 的病房；Fe 一會兒笑一會兒哭地講述了來復大腫瘤醫院後的經歷：醫生護士待她像親人；已做了第一次治療，原先的全身疼痛消失了……

Laura 每天不僅記錄 Fe 的治療進展，還訪問其他病人。先是「暗訪」，後來公開了，與我院的醫生護士打成一片，成了朋友。她的兒子是從事影像製作的專家，也記錄下一個個影像和圖像……

Peter 教授來復大參加國際會議，做了題為「冷凍治療腫瘤若干問題探討」的演講，會後參觀我院，瞭解冷凍技術治療其他癌症，尤其是胰腺癌，因為據他所知，全世界僅復大腫瘤醫院一家開展如此高難度的冷凍治療……

在我院，Peter 與 Laura 再次相見。十年未見了，Laura 對 Peter 充滿感恩。Laura 和 Peter 還一起看望了 Fe，場面充滿感動、感慨和感恩。

↓二〇一二年十二月，Peter 教授參加在我院舉行的「國際腫瘤專題討論會」並做演講。

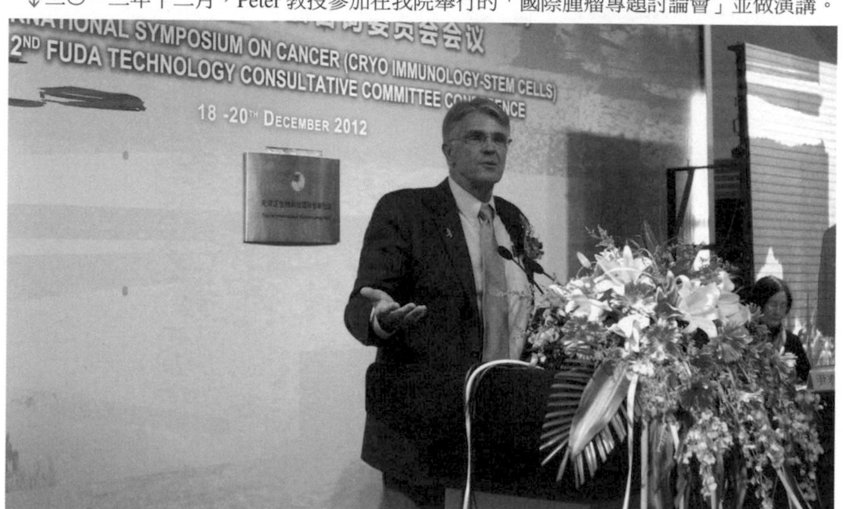

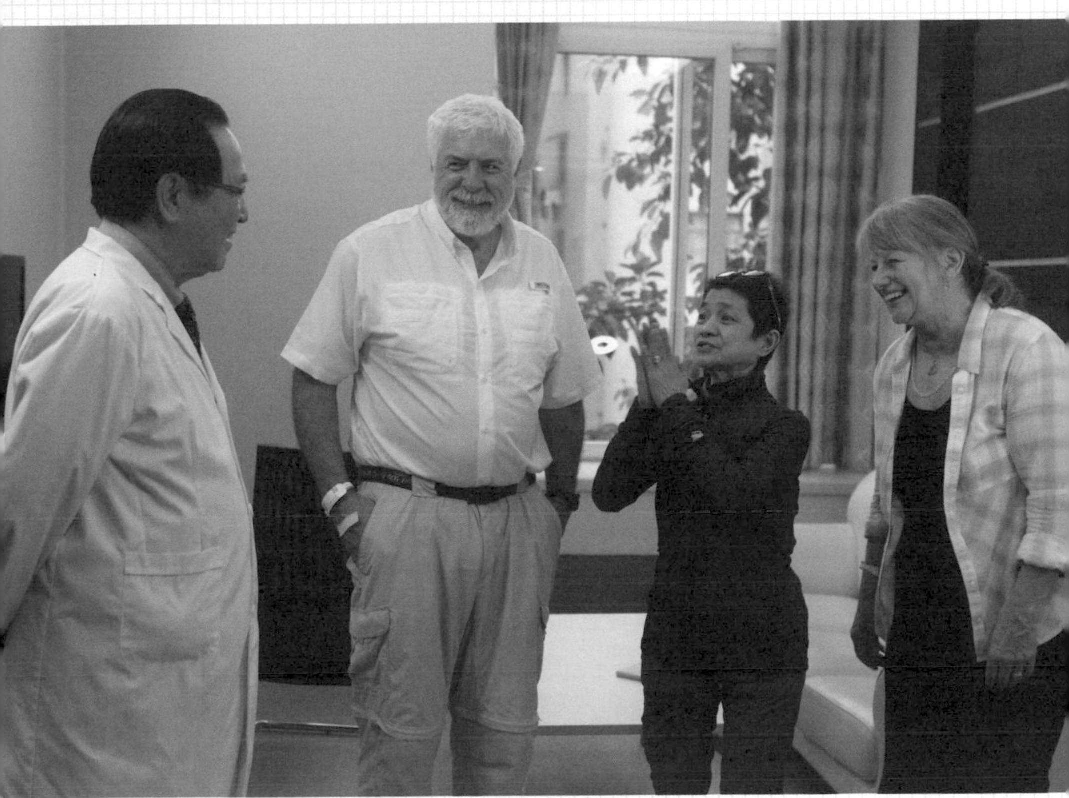

↑我和 Laura(右一) 及其丈夫 Alex(左二) 一起看望 Fe(右二)

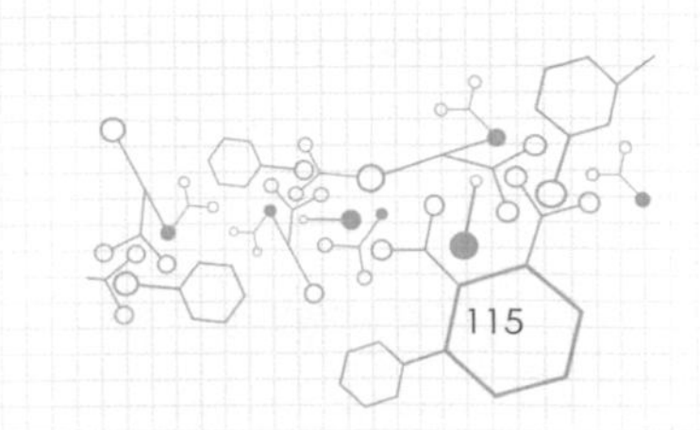

生死之間

對患者而言，癌症診斷猶如最終的宣判書，

故而，這個診斷必須慎之又慎。

生和死是對立的兩種狀態，「生」可突然轉化為「死」。我有三個非常要好的朋友，都是著名的胃腸肝臟病專家，都在瞬間猝死於心血管病。猝死的原因有很多，冠心病、腦出血、肺栓塞甚至支氣管哮喘都會導致猝死，但心源性猝死比例最大。癌症本身一般不會引起猝死，除非治療過程中出現意外。多年前，在為一名來自珠海的七十歲肝癌女患者做肝動脈化學栓塞，和給一位來自溫州的六十多歲食管癌病人做內鏡檢查時，患者突然心跳、呼吸停止，我們立即給予人工呼吸和心臟胸外按壓，患者轉危為安。這是由「死」急性轉化為「生」的例子。在癌症臨床治療時，我們常遇到這種情況：被「確診」為癌，病人和家屬似乎陷入「滅頂之災」，認為「死亡」來臨；後來被證實，原來是一場虛驚，"癌"沒有了，或根本不存在，病人由「死」而「生」。

從醫幾十年，遇到不少由「死」而「生」的例子。但最近遇到的一個患者，讓我特別震驚、興奮，也有小小的成就感。

那是二〇一五年四月，清明節前的一個下午，診室裡來了一老一中兩位男士。他們是從湖南趕來的。老者自我介紹是「人民代表」，是患者的爺爺；中年男子神情憂傷，是患者的父親。患者十八歲，叫黃冰(化名)，一個月前徵兵體檢時發現「肝癌晚期」。患者父親說：「我無論如何不相信兒子會得這種絕症，他從來沒有病呀！」

我看了他們帶來的超聲、CT 和 PET-CT 片。小黃肝臟右葉有幾塊「占位性」病變，直徑3、4釐米，邊緣不太清楚；血液化驗腫瘤標誌(甲胎蛋白、癌胚抗原、CA19-9 等)均正常。

「病人能吃能走路嗎？」我問。「一個健壯的小夥子呀！好神氣呢！如果不是體檢發現了癌，他已到部隊了。」患者父親描繪著他兒子的形象，隱約透露出自豪。「但是，這個檢查報告把他折磨壞了，他一下子瘦了十幾斤。」他神情又低落了，「我也二十一天沒有好好睡一覺、吃一頓飯了」。

他說，當地醫院正準備給小黃化療，但醫生告訴他「實話」，不管怎樣治療，小黃的生命都不會超過半年。患者的爺爺補充說：「我們找了好多醫生了！」我相信他的話。他是「人民代表」，有地位的人，找「好醫生」不困難。

在一般人眼中，醫生的話就是宣判詞，最終的、不可改變的一錘定音。

不知什麼原因，我一下子也陷入患者父親和爺爺的情緒中，我和病人之間，似乎有一種強烈的力量連接起來，我似乎從「醫者」不由自主地變成了「家屬」。我呆呆地看著 PET-CT 中的肝臟圖像，不相信這些圖像中有「癌」。

這個青年真是這樣「倒楣」嗎？我母親四十多年前患上肝癌，不到三個月就去世了；我本人九年多以前患了肝癌，現在幸運地活著。癌症專家、英國牛津大學理查·皮托教授辦公室的門上掛著他最喜愛的格言：「因老而死不可避免，未老先死不可發生。」我已邁入古稀之年，即使「先死」，也死而無憾，但小黃僅有十八歲呀！我默默地告誡自己：

要找出這個小夥子「生」的希望。

「徐教授，我的兒子還有希望嗎？」我回過神來，看到患者父親那期待的目光，他的眼中含著淚。

「要有肝活檢就好了。」我幾乎在自言自語。

「有！我帶了活檢片子，是在湖南做的，正是這個活檢報告將我們打垮的。活檢顯示『肯定肝癌』。」患者父親迫不及待地從皮包裡取出幾張病理切片報告。

我馬上請來病理科主任周序瓏教授，讓他將切片報告拿去。一種直覺在告訴我：也許不是癌。

十幾分鐘後，周主任來電話了：「仔細看了，沒有真正的癌細胞。」

我腦子裡「轟」的一聲。周主任是資深的病理專家，在病理診斷上有豐富經驗。我對小黃的父親說：「你做三件事吧：你二十一天沒好好吃飯了，今晚好好吃一頓吧；明天是清明假期，回去陪兒子；節後，帶兒子來醫院，再做檢查。」

小黃的父親和爺爺一下站起來，瞪大眼睛齊聲問：「是否不是肝癌？」他們繞過辦公桌，來到我面前，拉住我的手，懇求我給個肯定回答......

一周後，小黃在父母陪同下來我院住院。我趕到病房。多俊的小夥子呀！高高個子，濃眉大眼。我問他胃口好不好，他傻傻地笑了，說「老是感到餓」。他的母親告訴我，自從他父親和爺爺從復大腫瘤醫院諮詢回去後，他看到了生的希望，開始「天天笑了」。

病區給小黃做了認真的檢查：先給他做了肝動脈造影，未發現“腫瘤染色”；再在超聲引導下，做肝活檢，共取了 6 塊組織。3 天後，我去到 病理科，周主任讓我看切片，未見肝癌細胞。

又過了三天，免疫組織化學結果出來了，是一種罕見的肝病變：

上皮樣血管內皮瘤。為了進一步證實這個診斷，醫院將病理切片送到了廣州最大的病理中心，他們得出的結論與我們相同。又將切片圖片發給美國安特森癌症中心病理科，著名病理學家談東風教授回復：這個病這樣快地獲得正確診斷，說明廣州的病理水準達到甚高水準。他發來安特森癌症中心最近討論的一個類似病例，說這種病即使在他們醫院，也是罕見、極難診斷的。

在小黃的病房裡，我們臨時開了一個「慶祝會」。醫生護士都來了。小黃媽媽又是笑又是哭，她抱住我說：「你們救了我兒子，救了我一家，救了我一個家族呀！」原來，小黃是獨子，小黃父親還有兩個兄弟，都在英國倫敦開餐館，都沒有兒子。三房合一子，小黃的命多麼珍貴，可想而知。

肝上皮樣血管內皮瘤是一種相對良性病變，預後較好。小黃接受了超聲引導下冷凍消融治療。術中，我們又多部位取肝組織，再做病理檢查。病理是「金標準」，結果與前述檢查完全一致。

經歷「晚期肝癌」煎熬的小黃，一定十分珍惜「死裡逃生」獲得的幸福。他出院回家準備高考了。小黃從「將死」轉化為「生」，這是他的運氣，也是醫生的福氣。「醫者父母心」，病者「生存」下來，「父母」當然是「福」了。小黃想考醫科大學，將來也做一個有「福」的醫生。

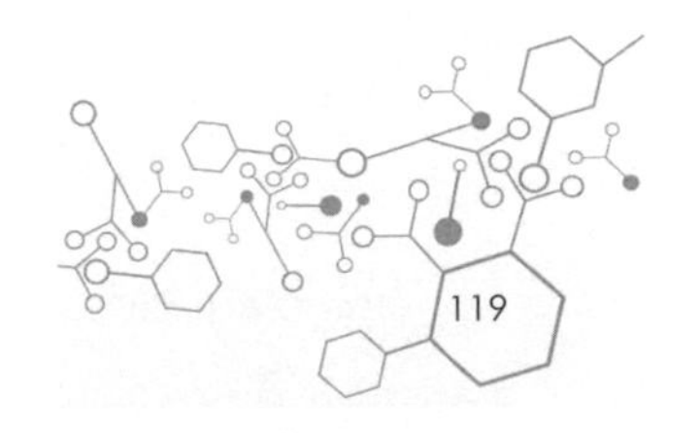

死亡時的尊嚴

面對疾病和死亡，醫學能做什麼？

有時是治癒，常常是幫助，但總是在撫慰。

二〇一五年四月一日下午，在菲律賓馬尼拉的一個會所，「菲律賓復大志願者協會」舉行了一場聚餐會，我應邀出席。出席者約一百五十人。有位 Mike 先生上臺先帶領大家祈禱，然後發表講話。他介紹了陪伴太太抗擊癌症六年的過程。他的妻子叫 Chona，患腎尤文氏肉瘤伴肺轉移，於二〇〇九年到廣州我院住院，接受了血管介入、冷凍治療、碘粒子植入，以及聯合免疫治療，轉移灶消除。去年，腫瘤在腹腔內復發，他的妻子又在我院先後接受冷凍和手術治療，最後一次手術切除五千克的腫瘤，但腫瘤很快又復發，最後奪去了她的生命。

Mike 說：「感恩上帝，讓我們找到了復大腫瘤醫院這樣的醫院，並在這裡接受了幾乎沒有痛苦的治療。我的太太雖然離開了我們，但她是帶著微笑離開的。正是復大腫瘤醫院的治療和關懷，讓我們有了快樂的六年， 讓我們的孩子得以享受最親近的母愛。」

聽了 Mike 的講話，我控制不了自己，眼淚奪眶而出。我走上前去，緊緊擁抱他。我說：「對不起，Mike。醫學無能，我們沒有挽救 Chona ！」Mike 馬上緊緊握著我的手，用力搖了搖，說：「不要這樣說，徐教授，你們盡力了。她走得安詳，非常感謝你們！」

我對 Mike 夫婦一直心存感激。那是二〇〇九年十月，菲律賓朋友請我去馬尼拉一個高檔俱樂部參加一個 Party。出席 Party 的多數是曾在我院治療的患者。會上舉行了“Philippine Volunteers for Fuda，PVF”(菲律賓復大志願者)網站開通典禮。主持會議的美籍菲律賓人 Nastor 先生說：「我們都是上帝的子孫，我們要感恩，感謝上帝給了我們生命，我們要帶著感恩之心幫助需要幫助的人。」他說：「我們所有從復大腫瘤醫院出院的病人都是志願者，我們開通這個網站，就是要讓更多人知道復大腫瘤醫院，讓大家知道，在那裡，你們的生命可以得到延續。」

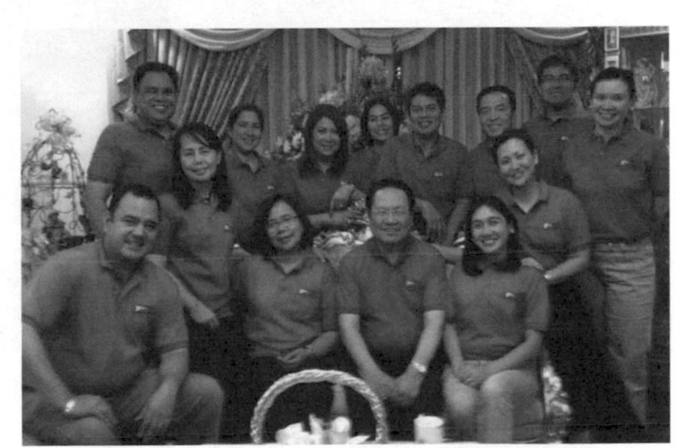

↑我參加菲律賓復大志願者網站開通典禮

Nastor 先生將我領到 Chona 面前，告訴我，這個網站是 Chona 製作的。她從復大腫瘤醫院出院回來後就開始製作網站，整整花了兩個月的時間。我說;「非常感謝。讓我們醫院出點費用吧！」Chona 說：「絕對不可！ 製作網站是為了幫助更多的癌症患者，也是感恩復大腫瘤醫院，怎能接受資助呢？」

我看看會場，裡面有不少是患者家屬，其中包括菲律賓前副總統弟弟的夫人。菲律賓前副總統的弟弟患胰腺癌，曾在我院住院，不久前去世。還有一位是前列腺癌患者，已來我院治療幾次，一度好轉，但近期出現腦轉移。他在太太陪伴下，坐著輪椅，也來參會了。我走上前去，和他們擁抱握手，眼睛噙著淚 ...... 這次再見到 Mike，他告訴我，PVF 網站一直在更新。「它是 Chona 給愛她的人留下的禮物，我們很珍惜它。院長，請放心，我會維護它。」我不禁想起馬來西亞音樂家陳偉添。他是胰腺癌伴肝轉移患者。二〇〇九年五月，在星洲日報集團禮堂，一位中年先生弓著身子，在父母和太太陪伴下來到我面前。他就是陳偉添，他告訴我，自己剛從新加坡回來，做完了化療，醫生對他說，這是最後一次治療了 ...... 他說，背部痛得讓他腰都直不起來，夜裡不能入睡。「幫幫我吧，醫生，我還有許多事沒有做呢！」說完，他淚如雨下。 隨後，陳偉添先生來到我院住院，接受了冷凍和血管介入治療。當年七月，他回到馬來西亞，指揮了一場音樂會。再後來，他回到了他熱愛的崗位，夜以繼日譜寫樂譜，培養學生。

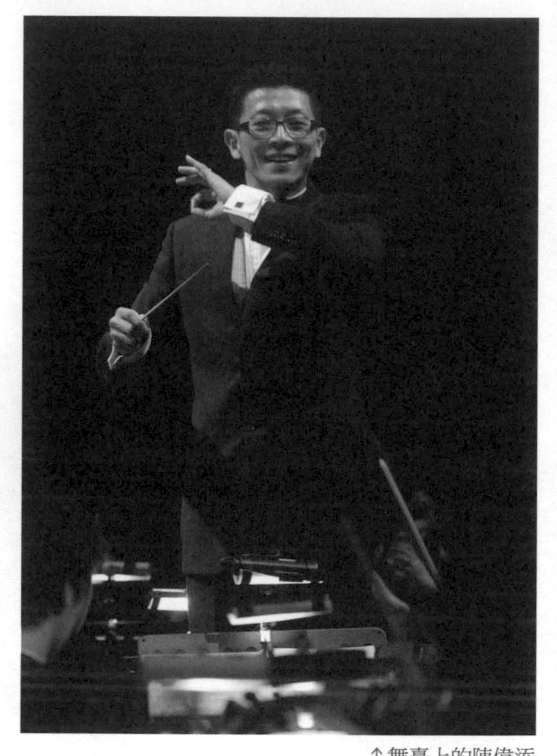
↑舞臺上的陳偉添

二〇一二年十二月，我應邀去吉隆玻，觀賞偉添指揮的聖誕音樂會。會前，他的父親與我在休息室相對而坐。他的父親比我小幾歲，他說：「徐教授，你是偉添的再生父親，今天我們兩個父親看我們的兒子演出 ......」他深深嘆了口氣，我心中一陣痛， 因為我知道胰腺癌這個「癌王」的厲害，已有轉移的胰腺癌患者生存期一般不超過半年。偉添從最初見我那天起，已「無病生存」三年多了。他還能繼續生存下去嗎？演出中，偉添揮舞指揮棒，樂聲時而像涓涓的細流，時而如奔騰的波濤 ...... 我的心也隨著偉添的指揮棒跌宕起伏。隨著偉添的指揮棒從空中劃下，「四弦一聲如裂帛」，音樂戛然而止。演出結束了，我起身一把拉住偉添，心痛地問他：「偉添，累嗎？」他說：「不！院長。我還可指揮兩小時呢。」他笑著，面孔泛出紅光。

幾個月後，偉添突然頭痛，他出現了腦轉移。我去到他家，走到他的床前時，他已經認不出我了。我極力控制自己的眼淚。他的父親拉住我的手說：「院長，你不要難受。偉添已經完成他該完成的事了。謝謝，你給了他寶貴的時光。」

生命總有一天要向我們告別。人生苦短，在有限的生命過程中，怎樣提高生命的價值？怎樣讓自己的精神體盡量長久？醫學能做什麼？一位醫學家說得好：有時是治癒，常常是幫助，但總是在撫慰。作為醫生，面對疾病和死亡，我們也總是遺憾。我們能做的就是「形神永恆」，讚美患者的人生，幫助他們實現人生的願望，讓他們感覺不枉此生。

Chona 和偉添離開我們前，一邊面對死神，一邊進行著讓人奮進的生活體驗。他們和家人，享受過非常美好的時光，他們用愛寫下了最後的告別，走得很有尊嚴。作為曾經服務他們的醫生，既內疚，也欣慰。他們親 屬那溫馨的言語，更讓我無限感恩。

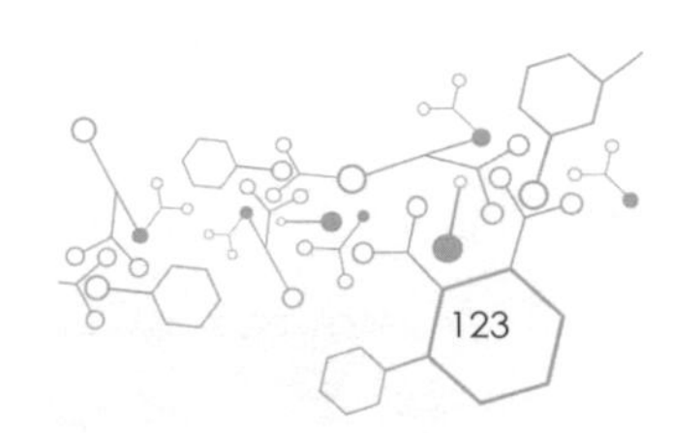

萬里求醫的美國人

對於勁敵，往往不能一招斃命，

必須祭出連環陣法將其擊倒。

二〇一四年三月某天早晨剛上班，李朝龍教授就來找我，讓我去看一位從美國來的患者。我們一起來到 4 樓 09 號 VIP 房，一位留鬍子的青年迎上來，將我們領到病床前。床上躺著一位同樣留著鬍子的病人。從他們的面孔一看就知道這是兄弟倆。古銅色的皮膚、濃黑的頭髮、大而發亮的眼睛，很像墨西哥人。美國是移民國家，不同膚色正說明了這個國家的包容性。我問病人怎麼知道復大腫瘤醫院的，他說從網上看到我們治療過好多「大肚皮」患者。「好神奇呀！」他眼睛流露著期待。

這是一位腹腔巨大脂肪肉瘤患者。二〇一三年初，他腹痛腹脹，檢查發現腹腔內有直徑 10 幾釐米的瘤子。瘤子快速長大，到了五月份，已將患者腹壁撐得像個小山那樣。美國醫生給他做了腹腔肉瘤切除術。術後兩個月，他感到有東西在腹腔內「騷動」，超聲檢查，發現又長出新瘤子。此後的個月，瘤子長得比術前的更大。

醫生給他做了第二次手術，他滿以為「萬事大吉」了。殊不知，幾 個月後，腹內瘤子又長了。醫生給他化療，但腫瘤根本不買帳。逐漸，他不能吃飯了，用他自己的話說，「瘤子把肚皮內的空間全占了」。

我給他做了檢查。他腹部膨隆，表面不平，摸上去，像板一樣硬。李教授說：「和上次開刀的那位馬來西亞女士一模一樣。」

我突然想起早晨進辦公室時，秘書小梁塞在我白大衣口袋的一個信封，說裡面是一位病人的日記。我馬上打開，原來是一位馬來西亞腹腔脂肪肉瘤女士的感謝卡片，她在卡片上對我院醫生，尤其是李朝龍教授表示了感謝。內有兩張紙，正反兩面寫了「日記」，上面記載了她開刀後的康復過程。」

李教授興奮地讀著日記。一個醫生最開心的是什麼？是病人的康復和健康，何況這還是他親自主刀做了八個小時手術的病人！

我陪著李教授快步來到 6 樓 15 房。這位馬來西亞女士剛剛回來復查。病人夫妻倆和我們緊緊握手，照相。女士將腹壁暴露給我們看，長長的縱性傷口留下細細的淡紅色疤痕。腹壁「塌陷」下去了，再也不見原先那像十月懷胎的肚皮。

我回憶起三個月前，我應邀去吉隆玻講課，住在 Rochwale 酒店。朋友來電話，想請我給一位女士看看。那位女士在丈夫、姐妹陪同下來了。她告訴我，已在馬來西亞和新加坡一共接受了 7 次手術，最後一次是 10 個月前。病理檢查證明是脂肪肉瘤。現在腹腔內的腫瘤又復發，「把胃和腸子擠到一邊，睡不平，吃不下飯」，她流著淚費勁地說，「痛不欲生呀」！

我想起七年前我院治療清華大學陳教授的經過。他患復發性腹腔脂肪肉瘤，瘤子比上述那位女士的還大。我們為他做了序貫性綜合治療，清除了他 5 千克的腫瘤後，他奇蹟般康復，重新登上了講臺。我對馬來西亞女士說，沒有任何單一治療能拯救她的生命，必須多學科綜合治療。我為她設計了初步治療程式：1. 全身支持治療，糾正營養不良和貧血；2. 做血管介入化學栓塞一灌注，減少腫瘤供血，使腫瘤縮小；3. 手術先切除腫瘤 (估計切除 80%) →在直視下，將殘存 腫瘤冷凍 (估計凍死 10%) →做腹腔光動力治療，消除微小殘存瘤 (估計消除5%)→做腹腔溫熱化療(消除殘存瘤3%~4%)；術後做聯合免疫治療，控制腫瘤復發。

兩周後，她來到我院，接受了上述「序貫」治療。李教授從她的腹腔內取出重 6 千克、整整一面盆的腫瘤，兩周後出院。這次是她手術後第一次回院復查，同時準備接受免疫治療。

看到這位馬來西亞女士治療的效果，我多期望那位美國患者也有好運氣呀！李教授可能看出了我的期待，認真地說：「我有信心。因為他僅開過兩次刀，又比她年輕。」我說：好呀！美國患者腫瘤復發是第二次，她是第八次復發。你為她開刀，花了八小時。為美國患者開刀，你可能只要花四分之一時間了。」

大家笑了。雖然我說的是玩笑，但我相信李教授，這位亞洲第一例腹腔多臟器移植的開創者，他每開一次刀，都把它當成第一次。萬里尋醫 的美國病人一定會有好結果。

細菌抗癌：從一本書說起

相信奇蹟，是一種善良的期待；

創造奇蹟，是一種可以力爭的現實。

臺灣書店裡有一本暢銷書《0.0001 的機會——絕處逢生的抗癌奇蹟》，作者是臺灣著名媒體領軍人物吳林林，臺灣地區領導人馬英九先生為此書作序。吳林林在書中記載了預計生命只有兩個月的患晚期肝癌的兒子戰勝癌魔的心路歷程……

二〇〇四年七月，吳林林兒子小明身體不適，住進了振興醫院。兩天後，醫院告訴她，小明是肝癌末期，已擴散到肺部與脊椎的第七、第八關節，造成凹洞，隨時可能癱瘓。醫師還說，小明只剩下兩個星期至兩個月的生命。

書中寫到：「陳醫師為小明開了針劑——嗎啡，止痛用的。陳醫師要我別跟兒子説，讓他舒服一些，開心一點。」

幾乎絕望的吳林林打定主意：到大陸試試。

二〇〇四年八月七日，吳林林一家老小，包括兩個兒子、兩個媳婦、孫子，甚至兒子的爹（亦即她的前夫），懷抱著最後的希望，搭機直奔大陸。

翌日上午，吳林林一家人趕到上海 ×× 醫院，但醫院認為無法治療。該院院長介紹了他姐姐患晚期膀胱癌應用複合免疫療法取得成功的事例，建議小明也試一試。

當時，肝癌已至末期的小明，肝功能其實已完全喪失，眼白幾乎全變黃，臉龐呈灰黑色，全身皮膚則因微血管破裂而紅斑點點，而且還挺著肝積水的大肚子，血液中的白細胞只剩 500 以下。

八月九日，小明開始接受複合疫苗。方法是：左右手各施 1 針，每週一次，連續三周，之後休息十天，這樣 1 個療程正好一個月，然後再重複療程，一直進行到二〇〇五年五月。這段時間裡，吳林林和小明每個月要來大陸住二十天，打三針，剩下的十天回臺北休息、檢查。

大半年下來，小明不但撐過振興醫院原先預估最多兩個月的生命時限，身體也一天天明顯好轉，每次在振興醫院檢查，都證實了病情的改善。黃疸與腹水已完全消除，白細胞也提高到 4000；磁共振造影則顯示，原本肺和脊椎兩處的腫瘤已完全消失，只剩最早的肝腫瘤，但也縮小到直徑 2.5 釐米。

吳林林女士在書中寫道：「癌症，惡魔中的惡魔，是造就這一切真實噩夢的殘酷大反派。」憑著對兒子真摯的愛和生來俱有的倔強性格，她沒有放過「0.0001 的機會」，找到了救命的複合免疫療法，為兒子驅走了癌魔，創造了生命奇蹟。

三年前，在菲律賓馬尼拉一個會議上，一個五十多歲的女士突然來到我面前，她很面熟，但我一下子想不起她是什麼病患者。她說：「徐教授， 你是大恩大德的貴人，你看，我有病嗎？」我想起來了，她是一位轉移性腎癌患者，叫 Ramy，五年前做過手術切除，術後兩年發生骨轉移。對於種進展性腎癌，化療和放療無效，查閱文獻中十份報告，患者五年生存率為 0~13%。二〇〇八年她來到我院，對我說，她是單身，沒有錢。我們免費給她實施了免疫治療，注射一種複合疫

苗 (就是前述吳林林兒子所用的那種複合疫苗)。想不到她獲得這麼好的效果，我看了她最近在菲律賓檢查的 CT 片，基本上看不到病變了。她送給我兩個啤酒瓶，上面有繪製的花朵，是她親手繪製的。按照她家族的風俗，這些「瓶上畫」代表了對最尊敬的人的感激。她怕我不肯收下，說：「我是窮人，不能送貴重物件給，但這兩件手工製品代表了我的心。」我欣然接受並把它們帶回中國放在我辦公室的書櫥裡，以便天天看到。

二〇一一年，菲律賓副總統在馬民拉接見我，Ramy 跟我去了。當知道這位菲律賓市民在我院獲得良好治療後，副總統連聲道謝。

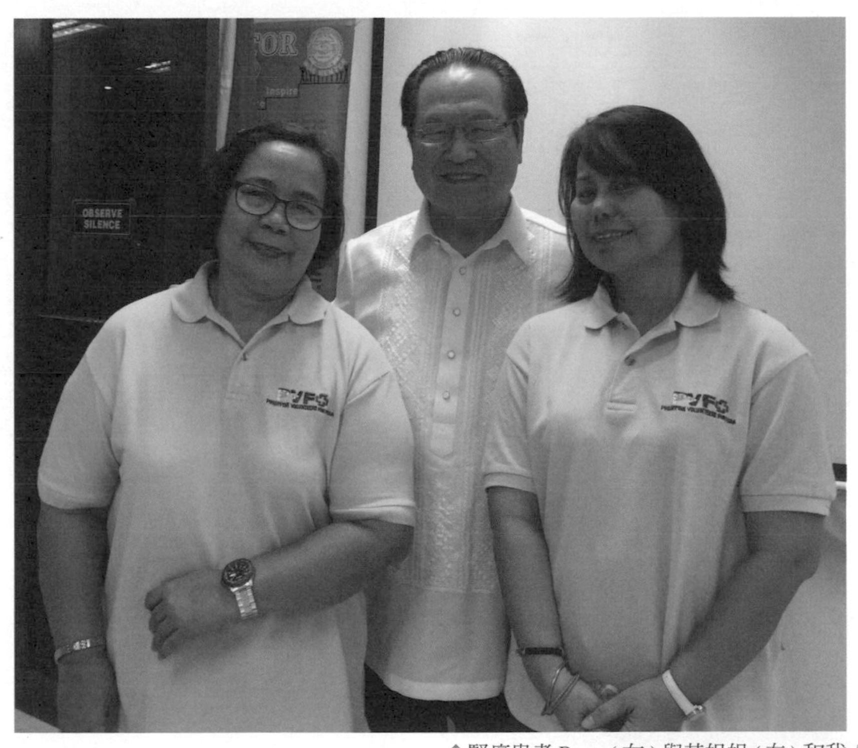

↑腎癌患者 Ramy(左) 與其姐姐 (右) 和我

近年來，Ramy 每年都 與我見面，或者我去菲律賓，或者她來我院。所有檢查，均顯示她身上「已無癌症證據」。

我非常欣慰，也非常驚奇：免疫治療真有神奇效果！

臺灣的小明和菲律賓的 Ramy 接受的免疫藥物， 是由多種細菌疫苗經過特殊工藝製作的複合疫苗。換句話説，是細菌抗癌。 早在幾千年以前，人們就發現細菌、真菌、病毒和原蟲感染後腫瘤可退縮，這實際上就是原始的腫瘤免疫治療。美國紐約紀念斯隆·凱特琳癌症中心的 Willian Coley 在 100 多年前就對這種天然現象進行研究，並開發了一種殺癌性細菌疫苗。他還觀察到，人工誘發的發熱對腫瘤退縮有決定性作用。

一八九一年， Coley 研究了以前的住院病例，偶然發現一左頰部長了肉瘤的患者，在接受兩次手術後復發，肉瘤長至直徑十一二釐米大小，在左耳下，狀如葡萄。傷口不癒合形成潰瘍，給予皮片移植，但不成功。患者被認為無希望生存，最後一次手術僅去除部分腫瘤，術後傷口嚴重感染，發生丹毒(化膿性鏈球菌感染)，病人出現高熱。但令人驚奇的是，患者每次發熱後，潰瘍就改善，腫瘤縮小，最後完全消失。四個半月後病人出院，留下手術疤痕，但無癌腫痕跡，七年後仍然健康。Coley 考慮感染是引起該病痊癒的原因。隨後，他用細菌感染這一方法治療了十例腫瘤患者。

細菌感染療法有風險。因此，Coley 用兩種滅活細菌即化膿性鏈球菌 和沙雷靈桿菌製成複合疫苗。 這種疫苗引起的感染症狀如發熱和寒顫，但 無急性感染發生。這就是所謂的“Coley 毒素”。他用這種疫苗治療的第一 個病例是一名長期臥床不起的男性肉瘤患者，該患者病變累及腹壁、盆腔 和膀胱。治療後病變完全退縮，以後一直健康，26 年後死於心臟病發作。

後來這種疫苗被廣泛用於治療癌腫、淋巴瘤、黑色素瘤和骨髓瘤。總結 896 例患者的資料，均是其他治療失敗或無法治療的病例，接受 Coley 疫苗治療後，患者 5 年生存率 34%~73%，這是化療所無法達到的。

我們應用的複合疫苗與 Coley 毒素相比，組成的疫苗較多。更重要的 是，我們的疫苗是皮下注射，每週 1 次，注射後主要反應是局部紅腫，可 發熱至 38 ℃，為時 1~2 天。但這是好現象。

近年來，不止一位美國醫學家抱怨近幾十年來，儘管花費數十億美 元發展各種藥物，但接受現代常規治療的病人並不比 100 多年以前就開 始應用 Coley 治療的病人有更好的結局。如果我們花同樣多的努力和資金研究像 Coley 毒素那樣的細菌疫苗，那今天的癌症治療會是一個什麼樣的局面？

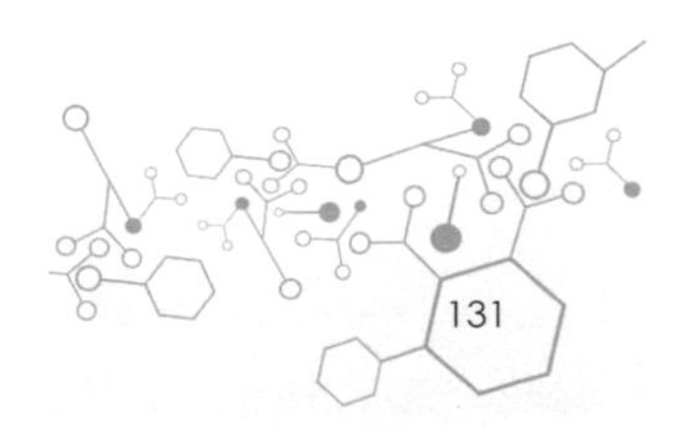

一場創歷史的拯救生命的手術

他被譽爲「無堅不摧的手術刀」，

他一次次創造了奇蹟。

二〇一四年六月十四日下午，一個挺著碩大肚子的小姑娘，在父母的陪同下來到我的辦公室。她叫冰冰，當時十一歲。看了他們帶來的資料，我大吃一驚：CT 片上整個腹腔的 90% 都被實質性腫塊所佔據。根據 CT 圖像測算，她腹內的腫瘤大約有 20 公斤，而她的體重只有 39 公斤。小女孩的胃被瘤子往上擠壓，像一條長長的黃瓜；小腸被擠到右上腹的肝臟下麵，大腸被擠到腹腔兩側，像一條海帶；胸腔內的肺被擠成只有原來的一半，心臟也被往上擠了許多。

小女孩四肢瘦小，面色蒼白無血色，但眼睛依然透露出求生的欲望。

冰冰家住黑龍江省雙城市農村，距離哈爾濱市 30 千米，冬天的最低氣度達零下 30℃。冰冰五歲時，腹部常常隱隱作痛，去到哈爾濱最大的醫院檢查，發現腹腔內有拳頭大小的腫塊。她接受了手術，切除了瘤子，病理診斷為「不成熟性畸胎瘤」。兩年後，在原先瘤子切除的地方，又有腫塊出現。醫生給她做了化療，在她腹腔內注射藥物，並每隔三個星期靜脈注射一次化療藥。醫生告訴冰冰的父母，冰冰的腫瘤是「惡性」的，化療是為了抑制癌細胞，是唯一的「求生」治療。

冰冰很乖，雖然每次化療後她都嘔吐得像「斷腸」一樣，但她從沒有哭，她咬著牙，堅持了四個週期的化療。

但腫瘤卻不買化療的賬，越化療長得越快，最後好像要「報復」似的，瘋長起來。父母領著冰冰到了哈爾濱其他幾家大醫院，醫生說，這是腫瘤「復發」，無法治療了，即使再手術，術後還會再長，「無價值」。哈爾濱是中國北方最大的城市，在那裡最大的醫院看了，在當地人心目中，是「到頂」了。但冰冰的父母沒有洩氣，他們賣掉了房子，拿著賣房的錢到了北京，去了中國最大的醫院，狠狠心，掛了最「貴」的專家號，但得到的回答幾乎一致：「已失去手術機會。」

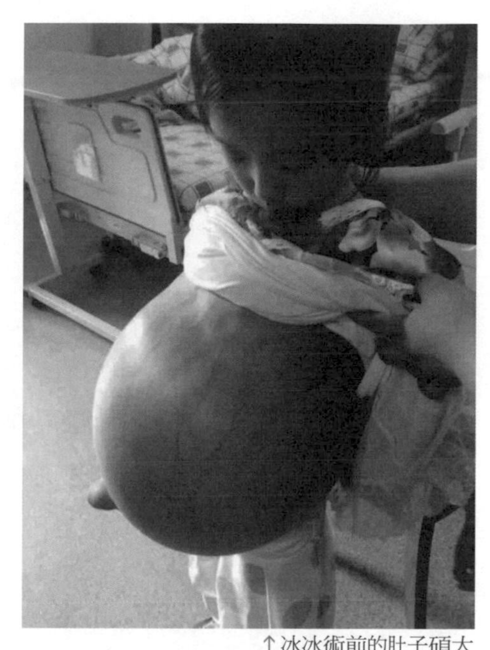
↑冰冰術前的肚子碩大

我仔細看了 CT 片，發現腫瘤有「境界」，腸管被擠到一邊，與腫瘤並未混雜一起。這似乎給手術切除帶來一點曙光。我找來我院肝膽外科專家李朝龍教授問道：「有手術機會嗎？」

李教授仔細看了 CT 片，又檢查了冰冰的腹部，說：「你有決心，我就有信心！」

冰冰被收入院，接受了 CT、磁共振、超聲、血管造影等一系列檢查，結果顯示腸管、胃等腹腔器官被擠壓的程度比原先更嚴重了。冰冰的呼吸短促，心率很快，如不及時緩解腹腔內高壓，會引起心肺功能衰竭， 並可能壓迫腎臟和輸尿管，引起腎衰竭，危及生命。

但手術切除腹腔巨瘤，至少有三大風險：第一，腹內壓力突然減低，會使血液一下子積聚到腹內血管，引起回心血流和腦供血急劇減少，導致休克、心臟衰竭，病人可能突然死亡；第二，腫瘤太大，與腸管、輸尿管肯定粘連，如強行切除，術後併發症增加；第三，腫瘤內血管豐富，切除腫瘤時可能出現大出血。冰冰全身血容量約 1200 毫升，且近半在腫瘤內，「搬出」腫瘤本身就可能引起大量失血，而大量輸血又會引起輸血併發症，導致致命性血液凝固障礙。

我相信李朝龍教授，因為他是資深的外科專家、博士生導師，曾經主刀做了亞洲第一例腹腔五臟器聯合移植，也是廣東第一個開展腹腔鏡下手術的專家。他曾經切除了來自美國、新加坡、中國上海和湖南等地患者的巨大腫瘤，這些患者都是許多醫院拒絕治療的患者。一位美國醫生讚譽他為「無堅不摧的手術刀」。

8:10	冰冰被推進手術室。 隨即，護士給她做了靜脈穿刺、靜脈置管。接上輸液袋，連上監護儀，螢幕上顯示：心跳 120 次 / 分鐘，氧飽和度 99%，血壓 98/70 mmHg。
8:15	麻醉專家蕭教授和方醫師開始給冰冰氣管插管，調整體位。
8:17	氣管插管成功。蕭教授宣佈：麻醉成功，手術可以進行。
8:25	朱慰冰副教授和黃志峰主治醫生上臺，給冰冰的腹部皮膚消毒，鋪上手術單，手術護士金利就位。
8:30	李朝龍教授和第一助手牛立志博士上臺。李朝龍教授在冰冰腹部切開皮膚。手術正式開始。
8:40	冰冰腹腔被打開，暴露巨大腫瘤。暴露、分離、止血、結紮、吸引⋯⋯
12:45	從腹腔內分離巨瘤。
13:30	左側巨瘤被「搬」出。
14:30	右側巨瘤被「搬」出。
14:35	檢查腸管、輸尿管、腎臟、卵巢、子宮，無損傷。
14:55	清洗腹腔。
15:20	關腹。

冰冰住院後，我們組織了全院「多學科大會診」。為治療冰冰，我常常夜不能寐。李教授看出我的心思，一天，他給我發來短信：「徐院長，放心，我拚老命也要將這個小孩的腫瘤『搬』掉！」

「搬」腫瘤的戰鬥終於在一個月後的 7 月 15 日打響了。

二號手術室，靜靜地在迎接這一重要時刻，空氣似乎凝住了，只聽到牆上時鐘「滴滴地」響著。身穿不同顏色工作服的醫生、護士、護工， 各自忙碌著，大家心中有一共同心願——「成功！勝利！」

稱量腫瘤：15.1 千克。加上手術中從腫瘤內引出的囊性液體 1600 毫升，腫瘤總重量近 17 公斤。

下午四時半，李朝龍教授脱去手術衣，走出手術室。等在門外的媒體記者一擁而上，問：「冰冰的腫瘤被切除多少？」

李教授看了看大家，臉上露著笑：「100% ！」

在一旁的主麻醉專家蕭教授說：「從事麻醉幾十年，尚未見到十四歲以下的兒童有如此大的腫瘤，又是被我們的李教授如此完整乾淨地切除！」他鄭重地加了一句：「這是創造歷史！」

手術後第二天，冰冰就坐起來了，並堅持下床走路。這位曾接受過手術的小姑娘知道，「早活動早恢復」；第三天，她下地走了十分鐘；第五天，她堅持要走到醫生辦公室，看看「救命的叔叔阿姨」……

最大的喜訊來了：病理報告顯示，冰冰的腫瘤是「成熟性畸胎瘤」，也就是說，她的腫瘤是「良性的」。

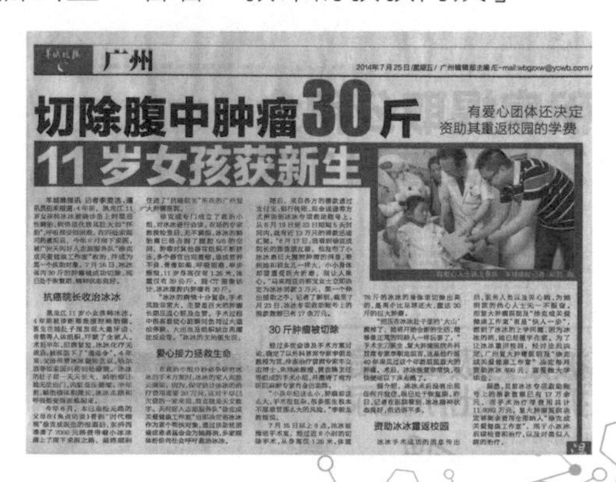
广州

2014年7月25日/星期五/广州编辑部主编/E-mail:wbgzxw@ycwb.com

切除腹中肿瘤30斤 11岁女孩获新生

有爱心团体还决定资助其重返校园的学费

抗癌院长收治冰冰

爱心接力拯救生命

30斤肿瘤被切除

资助冰冰重返校园

激動，開心。冰冰得救了，新的生命開始了！

令我們自豪的一條微信

醫生到底如何看病？

是看「病」，還是看「人」？

昨天，我院微信圈內傳來一條消息：「又一個被 ××× 國家醫院誤診為肺癌的印尼結核病人，被我們糾正了。」好自豪的微信！附有一張病人、病人家屬和醫生護士的合照。從照片上看，大家都那樣地欣喜若狂。

醫者父母心，哪一個醫者不為病人的得救而開心呢！因為這畢竟關乎一個人的生命呀！

結核和肺癌，一個是完全可治癒的良性病，一個是死亡率很高的惡性病，兩者治療有天壤之別。前者主要是用抗生素和化學藥物消除結核杆菌；後者則需手術，消融，還有化療。如果結核被誤診為肺癌，而使用了化療，對患者無疑雪上加霜。因為化療不僅對結核桿菌無任何消除作用，而且由於化療抑制人體免疫功能，會促進結核發展和播散，引起致命的後 果。據病區醫生說，他們之所以沒有迷信國外那家醫院的診斷，是發現病 人有長達兩年的刺激性咳嗽和潮熱史，「不像肺癌」，而且病人不吸煙，等等，這讓他們決心要「弄個明白」。

這種誤診當然不是第一次。幾個月之前，病區醫生要我去看一位來自印尼的小病人。小男孩十六歲， 他右大腿疼痛已有幾個月了，也

是在 ××× 國的醫院接受了 MR、PET-CT 等檢查後，被診斷為骨肉瘤。醫生給他化療，並要男孩的父母做好思想準備，必要時要截肢。小病人是家中的老二，有一個姐姐，他是家中唯一的男孩，被父母視為「命根子」。聽説兒子要截肢，這簡直是晴天霹靂！

小病人的父母決定要尋找「second look」。幾天後，第一輪化療剛結束，他們就來到中國，找到復大腫瘤醫院。

骨肉瘤是小孩最常見的惡性腫瘤，股骨、髖關節是好發部位，化療有較好效果，但易於復發，特別容易經過血液轉移，最常見的轉移部位是肺。為了消除轉移的發源地，常常要手術切除腫瘤，截肢是“根治”的最佳治療。所以，那家醫院的醫生提出的治療方案是按照「指南」上進行的，沒有錯。

我看看那少年，長得一表人才，白白胖胖、面龐紅潤，讓人疼愛。其父母説，兒了已經發熱半年多了，夜裡常常流汗，有時醒來衣服濕透。再看看他右大腿部，腫脹，壓之似乎有一種韌感。我感到這個男孩的病可能不是那麼簡單。但要否定外國一家大醫院的診斷不容易。我囑咐醫生：好好檢查，不要輕易化療。

一周後，病區醫生打來電話：「院長，好消息，那個病人不是腫瘤！」他的聲音裡充滿了喜悦。我估計到是怎麼回事，匆匆從 6 樓奔到 3 樓，醫生、護士已經在小病人房間裡。小病人的父母一把拉住我，淚流滿面 ......

原來，經過反復檢查，包括做了病變處活檢，最後證明男孩大腿部的病是結核。

在本文，我不想具體談如何診斷結核和癌症，只談一個問題：醫生到底如何看病？是看「病」，還是看「人」？

現代醫學取得了飛躍發展。我們已經知道了人體有多少基因，各基因及其表達的蛋白質起什麼作用；影像學的發展可以非常清楚地觀察到人 體組織、器官的結構及其內部的變化；血液生化、免疫學檢測，使我們從各個指標判斷人體內哪裡發生了病變；但這些卻給臨床帶來了新問題。現在，很多醫生看病不是看「人」，而是看「片子」，看化驗，似乎很高明，實際上是「只見樹木，不見森林」。醫院裡，分科越來越細。看胃腸病的，不會看心電圖，更不會看骨髓片；看癌症的，更是十分「專業」。 上面兩個病人，為什麼醫生將結核誤診為癌症，而且給予了錯誤的、致命 的治療，就是由於給他們看病的「大醫生」只知道「癌症」，不知其他病，只會看「癌腫」，不會看「病人」。事實上，僅僅從病史就足以引起醫生對結核的警覺。

幾年前，我在馬來西亞遇到一個青年，二十多歲，身軀肥大，面上長了很多毛。他説，他老是「餓」，飯量是家人的兩倍，但早晨起來就「昏過去」，有時還「抽筋」。去了多家醫院，醫生搞不清是什麼病，去看精神科，醫生説是「癲癇」。從他的外表特徵和種種症狀看來，我懷疑他有胰腺腫瘤，不是「精神病」。後來他來我院檢查，證明是患有一種罕見的腫瘤——家族性多發性內分泌腫瘤，是由於胰腺內腫瘤細胞大量分泌胰島素，導致低血糖，進而引起昏迷、抽搐；低血糖又引起食欲亢進，以致吃得多，人也就發胖了。

我為什麼能給這個病人正確診斷，並進而取得十分好的治療效果呢？我要感謝我的老師，感謝我年輕時接受的教育。我曾經當了十五年的內科「住院醫生」。所謂「住院醫生」，就是什麼病都看。這就要求我會看電圖、骨髓片，也會做血、尿常規。當然，作為胃腸科醫生，我也會做胃鏡、腸鏡、胰膽管造影以及超聲。我除了熟悉消化病以外，也熟悉心血管、呼吸系統、腎、內分泌、血液系統疾病的常規診斷和治療。

人是一個整體。中國古代有部醫學經典書《黃帝內經》，其精髓就是「天人合一，整體治療」。

幾年前，我在西方某國家著名的癌症醫院訪問，正巧有個來自中國天津的「新移民」在那兒接受化療：在門診，他坐在椅子上，護士按照化 療科醫生的醫囑，給他靜脈輸注化療藥物。他患的是直腸癌，在天津接受了手術，但術中發現轉移。於是趕快辦了移民手續，希望到發達國家治療，救自己的命。那天化療時，他對護士說：胃口不好。護士說：等一會為他聯繫胃腸科醫生。半小時後，護士告訴他：三天後去見 Dr.×××。他又說：白細胞只有 3000，怎麼辦？護士說：給你一個電話，請聯繫血液科某醫生。一個「整體人」，在此被人為劃分為許多「部分」、「器官」，病人能從中受益嗎？

在中國，一位著名醫學家講了一個故事：一位高級領導生病，先後有二十多個專家 (或專科) 為他會診，結果是每個專家開一種藥，他要服三十六種藥。他胃口全失 (藥物性胃損害)，出現了黃疸 (藥物性肝損傷)...... 後來停了三十四種藥，病人獲得「解放」，病也痊癒了。

醫學需要整合，就是 HIM (Holistic Integrative Medicine)，即整合醫學。

它不是 A+B+C 的和， 而是 A×B×C 的積。 我欣賞中國工程院院士樊代明教授的一段話：整合醫學就是還器官為病人，還症狀為疾病，從檢驗到臨床，從藥師到醫師，身心並重，醫護並重，中西醫並重，防治並重，讓病 人活得更長，活得更好。

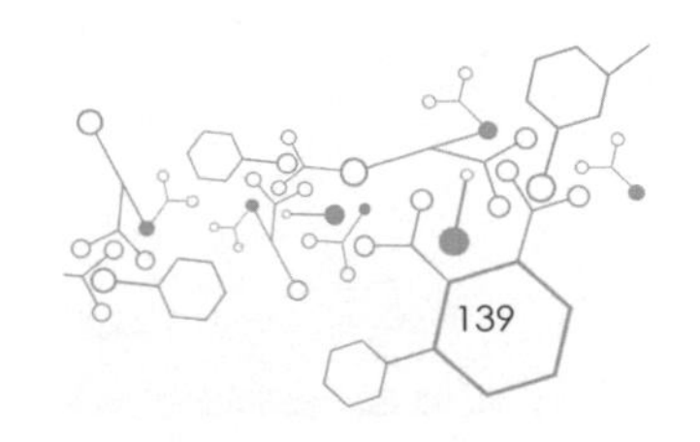

英國來的罕見病人

穩定，是一個妙訣。
因爲穩定是身體平衡的前提，
它讓「正能量」得以積聚，得以發展。

二〇一四年春節前，醫療二區孔醫生來電，說那位 WDHA 綜合征患者回來了。我問：「還有腹瀉嗎？」孔醫生說：「沒有了。現在她每兩天一次大便。」

我三步並作兩步去到 409 病房。開了門，一位身材高大的中年男子一 把抱住我，問候，感謝，寬闊的面孔佈滿了笑容，他的眼裡噙著淚花。他來自英國，是一家跨國公司的經理，他的妻子是菲律賓人。見到我，他的妻子馬上從沙發上站起來，緊緊握住了我的手，她面色紅潤，眼睛有神。

我很高興，也很欣慰。CT 和超聲復查後，令人驚奇的是，患者的胰腺病灶變小了，肝內轉移灶數目明顯減少。

記得十個月前，二病區醫生要我去會診一個病人，就是這位英國人的妻子。她的主要症狀是腹瀉，大便呈水樣，每天二十～三十次。病人面容乾癟、兩眼凹陷無光、皮膚鬆弛，蜷曲著躺在床上。她的丈夫說，他們在前後長達一年時間裡，看了許多醫院，醫生說法不一，有的說是「腸炎」， 有的說是「肝腫瘤」，還有人說是「胰腺癌」，就是搞不清到底是什麼病。他的妻子服用了許多藥物，但腹瀉幾乎一點也沒改善。

我看了她入院後做的 CT 和超聲檢查，發現其胰腺頸部有一個直徑 3 厘米大小的「占位性」病變，肝內有無數大大小小的轉移灶，血液中鉀含量明顯減低。聯繫到患者的「水樣腹瀉」，我馬上意識到，這是一種極其罕見的腫瘤，叫「WDHA 綜合症」。

什麼叫 WDHA 綜合征？這是英文縮寫。WD 是水樣腹瀉 (Watery diarrhea)，H 是低血鉀 (Hypokalemia)，A 是無胃酸 (Achlorhydria)。患者胰腺生了一種特殊的內分泌腫瘤，腫瘤分泌一種特殊激素，叫血管活性腸肽 (VIP)。這種激素能引起小腸大量分泌水分和電解質，導致患者水樣腹瀉，每天的大便量可達三～四升；身體內鉀離子通過大便大量排出，引起血內鉀含量降低 ;VIP 又抑制胃酸分泌，因此胃內酸缺乏。由於腹瀉是胰腺腫瘤大量分泌激素引起的，且如同霍亂因此又叫「胰性霍亂」; 由於這種腫瘤分泌的激素叫 VIP，因此又叫「VIP 瘤 (VIPoma)」。Verner 和 Morrison 於一九五八年首先報導此病，因此又叫 Verner-Morrison 綜合症。美國統計此病的發生率為每一千萬人中每年不超過一例。由於極為罕見，因此 許多醫生不認識這種病，病人首次就診時，幾乎都會被誤診。這位患者被誤診長達一年，最後她是為了治療「胰腺癌」才來我院就診的。

治療 WDHA 綜合症，首選方法是手術切除腫瘤。但由於本病 70% 以上為惡性，獲得明確診斷時往往已發生轉移，所以患者常失去手術治療機會。化療和放療可以應用，但效果有限。我們對這位病人先靜脈輸注一種特殊藥物，叫奧曲肽。該藥是生長抑素的類似品，能抑制像 VIP 這樣的內分泌激素。用此藥後，患者腹瀉有所改善，但 VIP 來源並未消除。我們又對其胰腺原發腫瘤做冷凍治療，肝內轉移灶由於太多，因此只對少數較大的瘤結節做冷凍消融。這是全世界第一次冷凍治療 WDHA 綜合症患者。術後，患者腹瀉逐漸減少，從每天二十餘次減少到十次、三～五次，大便也不再呈水樣，而是變為半成形，直至與正常人的大便無差別。隨著大便減少， 她的血鉀也恢復正常。

由於她的病變太多，不可能完全清除，當時我們能做的是「維持現狀」，盡可能保持其良好的生活品質，延續她的生命。

二〇一五年五月，病區醫生告訴我，這位英國病人即將回來復查，並說「沒有特殊不舒服」。記得上次她出院時，我們要一起照相，她的丈夫跳了幾步舞，開玩笑說：「我的太太在與癌‘dancing’。」一年多了，看來我們這位特殊的病人還在與癌共舞。

這個病人的治療效果，出乎我們意料。看來冷凍治療功不可沒，特別是肝內轉移灶，在冷凍後明顯減少，並長期維持「穩定」，這與冷凍產生的「冷凍免疫」肯定有關。

胰腺癌最新治療技術——納米刀

胰腺癌被認為是「癌中之王」，手術是首選治療，但能接受手術的不足 20%。化療雖然是一種可選擇的治療，但實際效果很差。據二〇一五年美國 ASCO 大會報告的資料，不管哪個國家，不管用什麼化療藥或什麼組合，治療組產生的生存期也僅比不化療的對照組長三～四個月。正因為如此，近年來，胰腺癌治療仍是全世界的巨大挑戰。

二十世紀最後十年，腫瘤治療的一項重大突破是「消融」，先是熱消融（射頻、微波），將靶點的溫度快速升至 90℃，將腫瘤燒死；繼而是冷消融（氬氦刀），將靶點溫度快速降至零下 160 ℃，將腫瘤凍死。這些方法，使得不能手術的胰腺癌患者獲得生存期延長。據我們的資料，消融治療的進展性胰腺癌患者的 1 年生存率為 63%，這遠優於傳統化療。

如果說，「消融」是腫瘤局部治療的「皇冠」，那二十一世紀初問世的「納米刀」， 則是皇冠上的「明珠」。二〇一二年，美國首先批准納米刀用於軟組織腫瘤消融。這一既不冷又不熱的消融技術一經批准，就引起全世界專家的熱捧。隨後，歐盟和中國（2015 年）相繼批准該技術用於治療腫瘤。

局灶性非產熱性高伏特低能量性電脈衝作用于細胞膜（左圖為細胞膜示意圖），引起永久性納米級膜穿孔，導致細胞膜通透性加大，大、小分子物質進入細胞內，引起細胞凋亡（引自 Narayanan）。

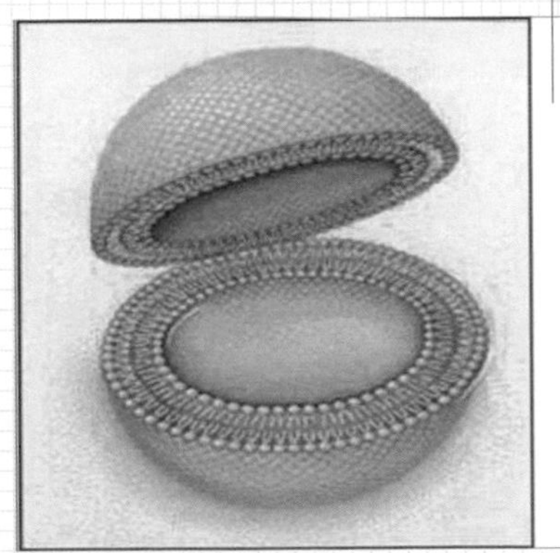

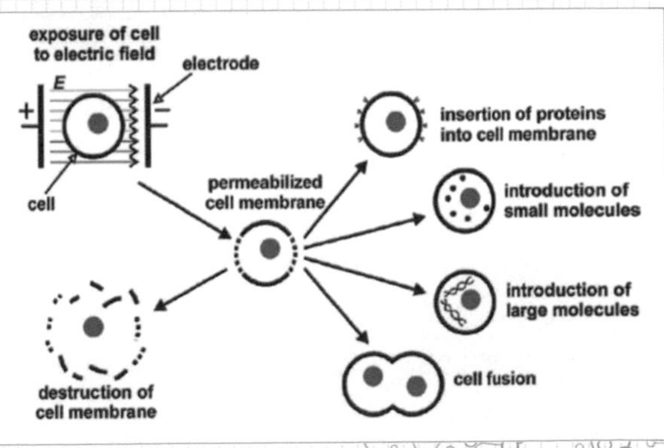

納米刀的基本原理是消融探針釋放微秒級高壓脈衝，擊破腫瘤細胞膜，形成納米級不可逆電穿孔，導致靶細胞（癌細胞）凋亡。

消融方法：既可在手術（例如開腹）中消融，也可在CT或超聲引導下，將電極探針直接經皮插入腫瘤內，經皮消融。

目前，納米刀已用於治療胰腺癌、肝癌、肺癌、腎癌、前列腺癌和各種軟組織腫瘤。其中，以對胰腺癌的治療效果最令人興奮，世界上許多國家均有報導，例如——

美國 Louisville 大學的 Martin II 和他的團隊首先應用納米刀治療不可切除性胰腺癌。27 例患者的腫瘤均得到有效的消融，無一例術後發生胰腺炎、胰腺漏等嚴重併發症。僅 1 例患者在三個月內死亡，其餘均生存。

美國 Miami 大學的 Narayanan 報告，14 例進展性胰腺癌患者接受了 15 次經皮納米刀治療，無手術死亡。有兩例分別在納米刀治療後四個月和五個月接受了手術，術中發現納米刀治療區的邊緣均無腫瘤細胞存在，說明消融完全有效。併發症包括自發性氣胸和胰腺炎各 1 例，但都完全恢復。美國 VA Alexandria 的 Bagla 等報告講述了他們用經皮納米刀消融治療不可切除性 III 期胰腺癌 (T4N0M0) 的經驗。 腫瘤直徑為 4.1 釐米，包繞腹腔和腸系膜上動脈。術後六月 MRI 復查，提示無殘留病灶，血清 CA19-9 由 1500 U/mL 下降至 236 U/mL。

義大利 Naples 第二大學的 Maria 等報告，20 例不能手術性胰腺癌患者在 CT 引導下做經皮納米刀消融治療。6 個月後 CT 隨訪，發現他們的腫瘤縮小 43%。18 例在平均隨訪 9.1 個月時，仍無疾病進展和復發。義大利 Verona 大學醫院的 Paiella 等報告，10 例局部進展性胰腺癌接受納米刀治療，僅 1 例出現胰腺膿腫併發症。

瑞典 Uppsala 大學的 Mansson 報告，5 例局限性胰腺癌均不能手術，放 化療也無效。接受納米刀治療後六個月，病情穩定，無進展。1 例後來成功接受了手術切除，均未發生嚴重併發症。

英國 Moir 等總結 41 篇文章，收集 74 例進展性胰腺癌納米刀治療的效果：6個月生存率為40%~70%，中位無進展生存期和總生存期分別是14個月和20個月，均優於常規化療或放射治療。他們認為，納米刀治療胰腺癌安全有效，能使患者生存期延長。

一系列的實驗和臨床研究表明，納米刀對胰腺癌消融，具有其他消融技術所不具有的優點：

對組織的消融具有選擇性，只破壞「細胞」，不傷及主要由蛋白質組成的血管壁、神經、氣管和支氣管、膽管、腸管、輸尿管。這是最重要的優點。治療胰腺癌時，納米刀不會破壞胰管和膽管，不會引起鄰近的主動脈、肺動脈破壞。

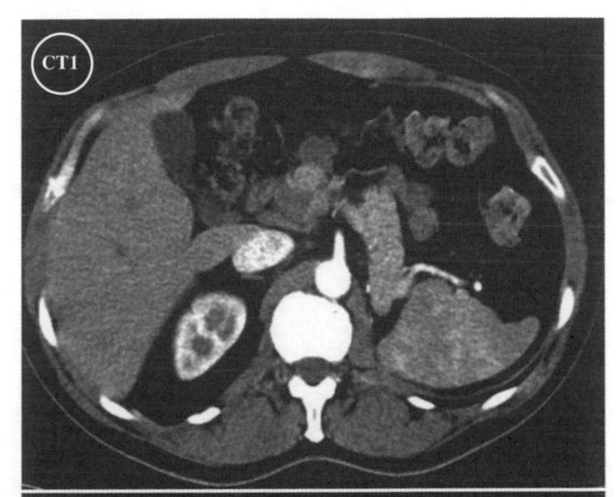

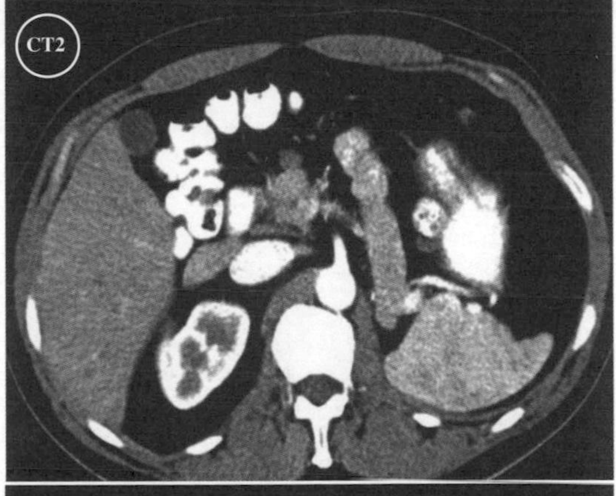

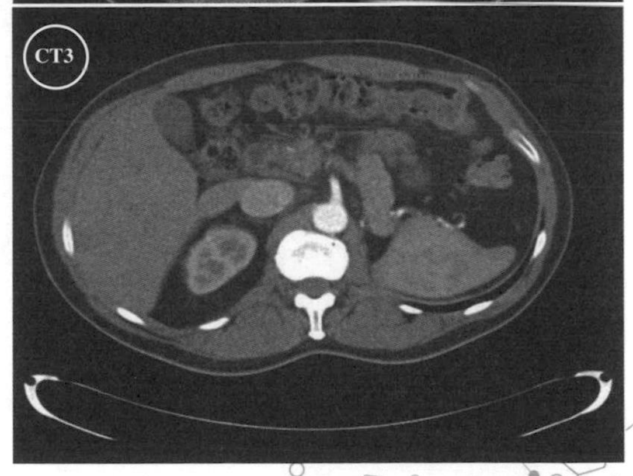

（上）CT 1→胰腺癌納米刀消融治療前後 CT 改變 1：納米刀消融前

（中）CT 2→胰腺癌納米刀消融治療前後 CT 改變 2：消融後 3 個月

（下）CT 3→胰腺癌納米刀消融治療前後 CT 改變 3：消融後 1 年

納米刀造成的消融區界限清楚，可以將需要消融的腫瘤乾淨利落地消除。治療胰腺癌時，可以非常具有針對性地只消融腫瘤，而對腫瘤周圍的正常組織予以保留，這對於體積甚小的胰腺極為重要。

由於引起腫瘤消融的原理是納米級的「電穿孔」，不產生熱量，也不依賴熱量，因此納米刀的效應不受鄰近大血管（例如腹腔動脈、主動脈）血流的影響。納米刀引起的細胞死亡不是「壞死」，而是凋亡，這是一種自然發生的「細胞程式性死亡」，不會像「壞死」那樣可出現一些不良反應。

治療時間極短，單次消融不超過 1 分鐘，麻醉時間相應縮短，有利於術後康復。

消融過程可在超聲、CT 或 MR 上清清楚楚顯示出來，從而保證消融達到最大效果。

我們在中國第一個報導了納米刀消融胰腺癌的臨床前研究，證明納米刀對膽管、門靜脈、主動脈等體內重要結構均不會造成破壞（見 2015《介入放射學雜誌》）。截至二〇一六年三月十日，已有整整一百例患者在我院接受了納米刀消融，其中半數以上為胰腺惡性腫瘤。

CHAPTER 4
走出肝癌治療的困境

◎非早期肝癌的治療：困境和出路

◎肝癌治療，關鍵在於「小」

◎對一位肝癌患者的內疚

◎肝癌「三兄弟」

◎我們都有夢

◎「禁區」內肝癌可以消融了

◎從柔佛三王子去世聯想開來

非早期肝癌的治療：困境和出路

維摩詰說：「眾生病是我病。」
醫生本人作爲一個癌症患者，對於其他癌症病人，
就有一種比「醫者父母心」更豐富的體驗。

也許由於我從事肝病臨床治療和研究已有四十餘年，更可能由於我本人是肝癌患者和倖存者，找我諮詢和診治的肝癌患者絡繹不絕。我樂於為他們服務，但讓我憂慮甚至痛心的是，許多患者來見我時，疾病已經處於「晚期」，失去了手術切除的機會。

按照國際通用的巴賽隆納分期標準，肝癌如果小於 2 釐米，全身狀態和肝功能均很好，稱為很早期肝癌；如果腫瘤小於 3 釐米，數目單個或不超過 3 個，全身狀態和肝功能較好，稱為早期；如果肝內腫瘤多個結節，稱為中期；如伴有遠處轉移，全身狀態和肝功能較差，稱為進展期；如果全身狀態和肝功能差，則為終末期。國際通用的《2015 年美國國立綜合癌症網路肝膽腫瘤臨床實踐指南 (V2 版)》(以下簡稱《指南》) 主張：對很早期和早期肝癌，首選手術切除或肝移植，或消融（酒精注射、冷 凍或射頻）；對中期肝癌採用經肝動脈化學栓塞 (TACE)；對進展期肝癌，則主張採用分子靶向藥物索拉非尼；而對終末期肝癌則對症處理，無特殊治療。

常規 TACE 是向肝動脈內注入碘化油。該藥能作為載體，攜帶抗癌藥到達肝癌細胞處，將癌細胞殺死，其本身可作為栓塞劑，將供給

肝癌組織的小血管栓塞，斷絕癌細胞的「糧草供應」，使細胞「餓死」。應用這種治療後，約 60% 的病例腫瘤縮小，但此法只是為「根治性」治療作準備。 一般只宜做二～三次，更多次後，腫瘤又可長大。換句話說，該治療只是進入其他治療的「橋樑」，其本身不能治癒肝癌。

傳統的化療對肝癌基本無效。放射治療也不會取得良好效果。在藥物治療中，唯一被認可的是索拉非尼。這是一種多激酶抑制劑，能阻滯多種生長因數途徑，抑制血管再生。由於肝癌是一種含豐富血管的腫瘤，因此在理論上應用該藥是合理的。但遺憾的是，該藥延長患者生存期的作用有限。在歐洲的研究中，應用此藥的患者中位總生存期僅比未用此藥的類似患者延長2.8個月；在亞洲的研究中，僅延長2.3個月。即使產生效果，患者的腫瘤停止發展的時間也只比不用該藥者長 2.3 ～ 2.7 個月。

索拉非尼和化療藥物聯合，不可能提高療效；其他作用于血管生成途徑的藥物，無一種顯示比索拉非尼有更好的效果。

索拉非尼的另一缺點是不良反應多，包括腹瀉 (30%)、皮疹等，有些病人無法忍受。近年來還發現，索拉非尼很容易使腫瘤發生耐藥，即一度有效，隨後無效。而且，有研究認為，一旦發生耐藥，腫瘤生長更快，轉移更易發生。

如何走出肝癌治療的困局？早期發現，早期治療，會取得良好效果。但即使早期切除了腫瘤，也有 40% 左右在五年內復發。對復發的肝癌，如果僅僅是單個瘤，或者在肝外單個轉移 (例如轉移到肺)，仍然可以手術切除或消融 (相當於「早期」肝癌)，但多數失去這樣治療的機會，成為非早期的「中期」或「進展期」肝癌。

治療非早期肝癌的出路是綜合治療和個體化治療，即按照病人全身情況和肝功能狀態，以及肝內腫瘤大小、分佈，個體化採取多種方法聯合治療。

近年來，我走訪國內外曾經在我院治療的肝癌患者。共訪問 37 名中期和進展期肝癌患者，他們均曾被認為生存期不可能超過半年。讓我欣慰的是，他們中有 23 位生存了 1 年以上，8 位生存了 5 年以上，有的已健康生存 10 年以上。

一位家住廣東清遠的譚員警二〇〇二年十二月來我院住院時，肝臟腫大到肋下 5 釐米，肝臟右葉有一 13 釐米大小「占位性病變」，活檢是肝細胞癌，已有少量腹水。我們先給他做碘化油肝動脈化學栓塞 (TACE)，共兩次，腫瘤縮小到 11 釐米，再給他做腫瘤冷凍。術後，他發熱，每天下午 38.5 ℃，連續發熱兩個多月。病人很焦 躁。我對他說：「發熱可能是好事，說明你的腫瘤在壞死。」果然，他的腫瘤一天天縮小。迄今，他一直正常工作。三年前，馬來西亞的幾位元記者專門去清遠訪問了他。

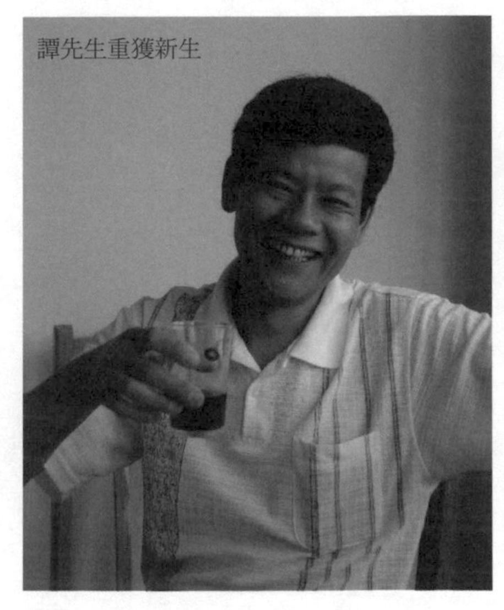
譚先生重獲新生

還有一位家住吉林省的高患者，他能活下來真的很神奇。二〇〇四年，他肝區疼痛，到當地檢查，發現是肝癌，肝內有四個瘤子，最大的直徑 7 厘米。這是中期患者，預期生命不會超過一年。患者求生欲望極強，不遠數千公里，乘火車四十多個小時來到我院，接受了 TACE 和冷凍等治療。他活下來了。一年後，肝內又長出新的瘤子。他再來醫院，重複上述治療。四年後，他來電話，說活不下去了，肺裡出現兩個轉移瘤，左右各一個，像乒乓球那樣。我讓他來醫院，接受了肺腫瘤冷凍消融；術後，接受了聯合免疫治療。五年後，他又來電話，說肝、肺裡已無腫瘤，但出現了鼻咽癌，這是另一種腫瘤。我叫他在當地接受放療。多年來，老高和我們結下了深厚友誼，上個月來電話，他說一切均好，要我「放心」。

對於這些非早期肝癌 (也就是失去手術機會) 的患者，我們一般首先做肝動脈化學栓塞，最好用攜藥微球。這是一種日本於一九九四年發明的藥物，本世紀獲得歐盟和美國批准。該藥顆粒極細，進入支配腫瘤的動脈分支後迅速膨脹，將血管栓塞，斷絕腫瘤血液供應。同時，微球內的化學藥物慢慢釋放，在局部形成高濃度化療環境，將癌細胞殺滅。一般做一～二次化學栓塞，待腫瘤縮小後，給予超聲引導下的冷凍消融。如腫瘤甚大或形狀不規則，在冷凍消融不徹底的邊緣部，給予無水乙醇注射，或植入碘 125 粒子。這是一種近距離放射治療，對鄰近癌細胞殺滅效果好，對人體和周圍環境無傷害。同時或稍後，檢測血液中免疫細胞和 細胞因數，評價機體免疫功能，給予適宜的免疫調整治療，包括過繼細胞 (DC-CIK 或 NK 細胞) 輸注，目的在於預防或減少復發。

近年，美國上市一種新的腫瘤消融設施——納米刀，這是一種不可逆性電穿孔技術。將電極針插到腫瘤邊緣，通上高壓電 (3000 V)，電極間形成短脈衝，引起細胞膜納米級穿孔，導致細胞凋亡，被認為是一種「分子消融」。對於細胞成分甚少的結構，如血管壁、神經、胃腸壁、輸尿管等，納米刀不會產生嚴重損傷。該療法的問世，是對現有消融技術 (如冷凍) 的極好補充。對於臨近大血管、神經和胃腸道的肝腫瘤，冷凍消融有所顧忌，而納米刀可安全予以消融。因此，如果將血管栓塞、冷凍、碘粒子植入、酒精注射加上納米刀連貫起來使用，可以十分完美地對幾乎所有部位的腫瘤進行消融。這是對腫瘤消融，尤其對肝癌治療的一個重大進步。

肝癌治療，關鍵在於「小」

早發現、早治療，
是肝癌患者走出治療困局的關鍵。

幾個月前，馬來西亞沙巴郭林氣功會會長張先生來電話，説有位朋友姓陳，患了肝腫瘤，想來廣州找我治療。幾周前，在張先生的陪同下，陳先生來了。我初步檢查了一下，發現他的肝臟裡佈滿了癌腫，門靜脈內有癌栓子。肝功能檢查顯示膽紅素高達 200 多微摩爾，白蛋白僅 2 克多。

大約五六年前，陳先生曾陪他的父親來住院。他的父親也曾患肝癌。當時我們為他父親做了冷凍消融和肝動脈化學栓塞治療。他告訴我，他的父親回去後一直很好，直到去年，因為「肺臟毛病」去世。記得他的父親來院時，肝癌已非「早期」，能生存這麼多年，已經十分幸運了。但他現在的情況比起當年他的父親要嚴重得多。

我有些懊惱，當年他陪父親來住院時，應告誡他注意自己的肝臟，定期檢查，一旦發現有問題，及時治療，而不能「大意」到現在，落得終身遺憾。

肝癌治療，關鍵在早期，在「小肝癌」時就被診斷出來。直徑小於 5 釐米的單個「小肝癌」，經過有效治療後，60% 能生存五年以上，實際上是「治癒」了。 怎樣早期發現和治療「小肝癌」呢？

第一，保持警惕，尤其是有乙型或丙型肝炎病毒感染和肝硬化的患者。10%~15% 的華人有乙肝病毒 (HBV) 感染的證據，表現為血液中 HBsAg 陽性。乙肝病毒 DNA 進入肝細胞後，可與肝細胞核內 DNA 整合，引起肝細胞 DNA 突變，啟動癌基因，誘發肝細胞變成癌細胞。有人曾對中國臺灣地區兩萬多名乙肝病毒感染的男性做了長期觀察，發現他們患肝癌的危險性是無病毒感染男性的 200 倍。由於乙肝病毒主要在出生時從母親那裡感染而來，即所謂的「母嬰傳播」，而病毒誘發肝細胞突變需要長時間，以致肝癌常常發生在四十歲以後。因此，乙肝病毒感染者應被認為是肝癌的「高危者」，應接受定期檢查，至少每六個月做一次血液甲胎蛋白（AFP）測定和超聲肝臟檢查。

二十世紀七〇年代，我們在乙型肝炎病毒感染高發的江蘇省啟東曾做了肝癌普查，查出數百名肝癌患者，有的一家被查出幾個肝癌患者。其中有幾十名「小肝癌」，這些人後來接受了手術治療，多數取得了良好效果。丙型肝炎主要源於不潔輸血和毒癮者的不潔注射，也與肝癌有密切關係。日本和歐美的肝癌主要與這種病毒感染有關。

第二，必須認識到，肝癌 (尤其小肝癌) 不一定有症狀。有人認為肝臟生了病，必然有「疼痛」，這是誤解。肝臟是人體內最大的器官，其內沒有神經，除非腫瘤侵犯到肝臟包膜 (那裡有神經)，否則不會有疼痛。肝臟又有巨大的代償能力，正常人即使切除 70% 的肝臟，照樣可生存。因此肝內長了腫瘤，一般不會出現「肝功能不全」的症狀 (如無力、不想吃飯、眼睛發黃即黃疸)。

第三，必須認識到，有症狀的肝癌，不一定是「晚期」。前文已提及，肝臟包膜有神經，如果腫瘤長在靠近包膜處，即使很小，也會引起疼痛；又如腫瘤正好長在大膽管附近，會很早就引起膽管阻塞，出現黃疸。

肝癌可表現為「急症」。肝癌組織很脆，組織內常有壞死，就像爛西瓜，外部撞擊後易於破裂，引起出血，常見於巨大肝癌患者。但如果腫瘤毗鄰肝臟邊緣，即使「小肝癌」，也會破裂出血。我在四十年前曾治療一名四十幾歲的病人。一次他和同事在晚會上嬉鬧，一位同事從他背後攔腰抱住他，他突然大叫一聲「哎呀」，隨即倒地，面色變白，立即被送往醫院。檢查發現是腹腔大出血。隨即剖腹探查，發現是肝癌破裂。一個直徑僅 3 釐米的腫瘤，正巧長在肝下緣表面，表面有 2 釐米裂口，不斷流血。

近日，我在門診也看到一個病人，男性，五十多歲，一個月前，他突然腹痛，在其他醫院被診斷為「急腹症」，從腹腔內抽出血液，經保守治療而「治癒」。我看了 CT 片，發現在其肝臟尾狀葉有一個 3～4 釐米大小的「小肝癌」，我馬上收他入院。對他而言，這雖然是不幸事，但又是幸 運事，因為正是出血才使他得到早診斷。像這個病人那樣的小肝癌，手術治療效果是很好的。

第四，採用恰當的治療。小肝癌的首選治療是手術切除。中國報告，手術切除後五年生存率，在≤3釐米的肝癌患者中達87.5%，在3~5釐米的肝癌患者中為 65.8%。對年齡較大或有其他疾病、不適宜做手術的患者，可做消融治療，包括在超聲或CT引導下，注入無水乙醇(化學消 融)，或做射頻、微波、冷凍消融。我們醫院自二〇〇三年以來，應用冷凍消 融已治療幾千例肝癌患者，其中有 65 例是小肝癌，隨訪發現，其中 34 例已 健康生存五年以上。

對於治療後的復發性肝癌，一般採用經皮消融治療，如果腫瘤甚小 或數量不多(少於五個)，可按小肝癌處理，也會取得良好效果。由於這些病人病期較長，已經受過很多「折磨」，體質較差，選擇合適的「微創」治療十分重要。迄今我仍懷念印尼的一位老朋友。他七十八歲，是著名企業家，為了回報社會，在印尼開了多家醫院。我們曾經幫助他的一家醫院開展冷凍治療，建立了深厚友誼。老人家十多年前患了肝癌，在日本接受了肝葉切除手術。三年前，腫瘤復發，在肝臟右葉長了一個 3 釐米的小瘤子。他準備來我院接受冷凍治療。我為他準備了病床，制訂了治療計畫，但他兩次推遲入院時間。後來聽說他的家人送他去日本接受手術治療了。一個多月後，印尼醫生來電，說老人家從日本回來後得了肺炎，正在新加坡治療，病情危重，問我有無「好辦法」。再過兩周，印尼傳來噩耗，這位朋友走了。我含著淚，電告印尼朋友，代我去奔喪。我感到十分惋惜，如果當時他僅僅接受微創的冷凍治療，也許結果會完全不一樣。

第五，良好康復。肝癌治療存在「瓶頸」。肝癌再小，再好的治療，總有部分患者 (30%~40%) 在五年內復發。因此，康復治療十分重要，包括良好的心態、適當的運動、合理的營養。維持機體良好的免疫功能尤其重要。癌症是全身性疾病，半數以上患者即使在「早期」，血液和骨髓中也隱藏有癌細胞，尤其是癌幹細胞，成為復發的「種子」。化療對 這些癌細胞無能為力，免疫治療可能是唯一有效的對抗手段。我們參照美 國密西根大學報告的文獻，率先製成「癌幹細胞疫苗」，正在做臨床試驗，已取得可喜成果。

最後，我想告訴大家，我自己就是一位「小肝癌」患者，已經健康生存整整十年了。作為倖存者，我要對癌症朋友說：「跟著我抗癌吧，因為我是成功者。」

對一位肝癌患者的內疚

一代醫學大家張孝騫的從醫「四字訣」：戒、慎、恐、懼。
他提醒我們不但要善於從成功的病例中總結經驗，
更要從自己的過失中汲取教訓。

近日去病房查房，看到一位來自哈爾濱的患者，十年前發現肝癌，在我院接受了超聲引導下的經皮冷凍治療。當時腫瘤位於肝右葉，6釐米大小，僅做一次冷凍治療，整個腫瘤就被消融了，一周後出院。半年後者曾回我院復查，未發現異常。由於哈爾濱與廣州相距四五千公里，患者又家住農村，來往很不方便，在以後的這些年裡，他就沒有再來醫復查。

這次患者來院，主要是近兩個月來他感到右上腹有些不舒服，到當地醫院做了超聲檢查，發現「肝有腫塊」，他大吃一驚，匆忙收拾行李，乘火車到廣州，來我院治療。

我為病人做了檢查。這是一位七十一歲的老人，精神很好，面色稍暗，有幾十顆「蜘蛛痣」(一種叢狀毛細血管擴張，形如蜘蛛)，手掌花斑狀發紅，這些都是肝硬化的表現，但沒有黃疸和出血點。患者說，他食欲很好，吃飯很「正常」，體重稍有減輕。我對肝病患者常用以下18八個字來判斷病情——「吃得下，胖起來，氣色好，精力旺，大便通，小便暢」。就是說，如果符合上述12個字，肝病病情相對不重。看來這位患 者雖有肝病存在，但整體情況還是比較好的。這很重要，為進一步治療提供了條件。

患者有肝硬化、門脈高壓的體征，但沒有查到腹水，聯繫前面說的「沒有黃疸」，說明他的肝臟功能尚處於「代償期」。肝臟下緣在肋骨下可以觸及，質地較硬，有結節不平的感覺。再看 CT 片，發現其肝左葉有 7 釐米大小的「占位性病變」，邊緣尚整齊。肝右葉原來有腫瘤的地方，有 3 釐米大小「混合密度」區，經冷凍消融後改變。他的血液中甲胎蛋白 127 微克，較正常高六倍。以上這些，說明他的肝臟內有腫瘤，但不是長在原來的地方，而是長了新的腫瘤。

看到這個病人，作為曾為他治療過的醫生，感到很內疚。應該說，這位患者的肝癌治療是非常成功的。目前對於「小肝癌」(小於3釐米)的治療效果是很好的，患者 5 年生存率可達 60% 以上。但這位患者的肝癌達 6 釐米，不屬於「小肝癌」，冷凍後生存了 10 年，應該屬於「治癒」。 但肝癌的特點是易復發，大多數復發「異位生長」，即重新長出新的腫瘤。我們這位患者就是如此。這是為什麼呢？因為肝癌多半發生於肝硬化的基礎上，而肝硬化在中國和東南亞地區，主要由乙肝所致。乙肝病毒感染，通過複雜的機制引起肝細胞壞死；反復壞死，引起肝細胞再生結節形成，伴隨纖維結締組織增生，導致肝硬化。

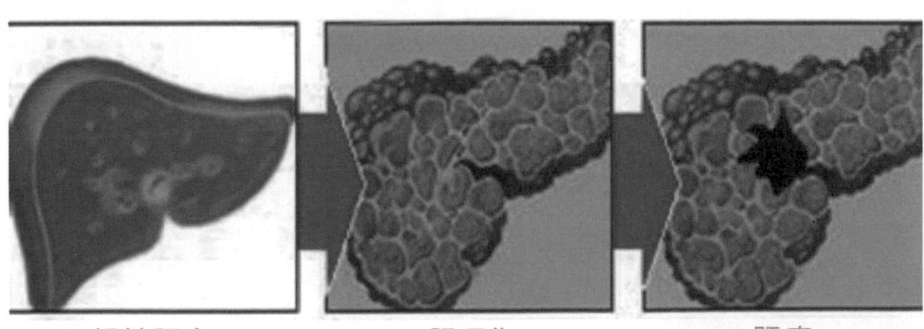

慢性肝炎　　肝硬化　　肝癌

硬化的肝內環境發生改變，肝細胞增殖快，DNA 對外界致癌因素 (如酒精、黃麴黴毒素、口服避孕藥、亞硝胺) 敏感性增加，發生損傷，引起基因突變，導致肝癌發生。乙肝病 毒本身也能直接誘發肝癌。病毒 DNA 與肝細胞 DNA 發生“整合”，特別是整合到細胞癌基因附近，使後者啟動，引起細胞轉化，進而形成肝癌。

由上述介紹，我們可以瞭解到，為了預防肝癌復發，必須去除誘發因素，首先要控制肝硬化和乙肝病毒感染。迄今，我們尚沒有好辦法使肝硬化逆轉，雖然有多種「抗纖維化」藥物，但多數處於試驗階段，而且副作用較大。我曾應用中成藥「強肝膠囊」治療 800 多例慢性肝炎一肝硬化，發現 72% 的患者血液纖維化標誌有改善，45% 的病例肝活檢纖維化積分下降。對於乙型肝炎病毒，我們現在有不少控制方法，主要是採用干擾素和核苷酸類藥物。我常應用 α 干擾素 300 萬單位，肌肉注射，每天一次，連續 10 天，每 3 個月重覆 10 天，連用 1~2 年。在廣東廉江，一組病人這樣治療，一組未這樣治療，兩組病情基本相似。5 年後，治療組無一例發生肝癌，而未治療組中 7.9% 發生肝癌。核苷酸類藥物有拉米夫定和阿 德福韋等，目前認為，長期應用此類藥物可以阻抑肝癌發生。

肝癌「三兄弟」

生命的奇蹟，是患者的「福氣」，

也是醫者祈求的「運氣」。

二〇一五年一月十一日，星期天。天空飄著毛毛小雨。我院肝膽外科專家李朝龍教授去到離廣州 200 多公里的四會市。李教授一行去的地方是四會監獄，他們要看望的是幾位管理監獄的警官。令人驚奇的是，他們要見的警官是「肝癌三兄弟」，按照「癌齡」分，他們依次是孫先生、范先生、陳先生。「三兄弟」都患了肝癌，都是由李朝龍教授為他們做手術，術後都是長期服用李朝龍開的中藥，現在都健健康康活了十年以上。

一周前，三位警官「兄弟」就聽說李教授要來訪，興奮得幾夜沒有好好睡覺。這天上午，他們早早就在監獄門口等候。看到廣州來的汽車停下，他們一起迎上去，開車門，像小孩子看見久未見面的親人一樣，又是握手，又是擁抱，把李教授團團圍住。陪同李教授的醫院網路部記者小林被感動得直流淚，拍攝了許多令人難忘的場面。

多年未見，大家有說不完的話，不約而同地回憶起當年治療的情景。孫先生原是四會監獄的司機。二〇〇三年十月，在一次體檢中發現罹患肝癌。他想起了監獄長的夫人幾年前患巨大肝臟血管瘤，被南方醫科大學南方醫院肝膽外科時任主任李朝龍醫生順利切除，且沒有復發。於是，他直奔南方醫院。但不湊巧，此時李教授已經到中山市的一家醫院工作。孫先生馬不停蹄地趕到中山。李朝龍教授為他做了肝癌切除手術。

一個月後，即二〇〇三年十一月，孫先生的同事和領導，監獄時任教導員范先生被查出患了肝癌。范先生的女兒整整三天沒有闔眼，眼淚一直在流。她來到廣州，遍訪了幾乎所有的著名大醫院。但范先生心中有數，他通過孫先生找到了李朝龍教授。二〇〇四年十一月三十日，范先生接受了肝葉切除手術，在李朝龍的刀下活了過來。

生命無處不存在著偶然。這一年的十二月，同是四會監獄教導員的陳先生也被查出患了肝癌。有了前兩位同事的親身治療經歷，陳先生沒有多想就找到李朝龍教授。半個月後，他的肝腫瘤被李朝龍乾淨俐落地切除了。

在同一單位工作的三人，幾乎同時患上肝癌；同樣找到李朝龍教授；手術後，三人都服李朝龍開的中藥；每到復查的時候，三人也是結伴而行。他們是同事，更是在同一戰壕內抗擊癌敵的親密無間的兄弟。「肝癌三兄弟」由此而來。「三兄弟」爭先恐後向李教授彙報手術後的情況。孫先生是第一個肝癌患者，是「長兄」，說得最激動，他說：「教授，你的手真神呀！從開刀到回到病房，我都沒感覺痛。你看，現在刀口乾淨整齊，沒有任何瑕疵。」說著，把上衣掀起，讓李教授檢查。在場的人都笑了。兩位「癌弟」也不約而同地掀起衣服，讓李教授看傷口。

人們常用喜形於色來形容一個人的神態，肝病的輕重最易暴露於色。所謂「肝病面容」就是指面色晦暗無光或青灰黝黑，常有微小血管擴張，狀如蜘蛛痣。李教授給他們逐一做了檢查，看到他們個個容光煥發、面色紅潤，高興得拍著他們的肩，連連說：「想不到你們比我還健壯！」

「三兄弟」又爭先恐後地向李教授介紹自己的近況。「老二」範先生已退休在家，在家裡種菜、養兔子，兒孫滿堂；「老大」和「老三」

仍在崗，是監獄管理層的主力。孫先生的業餘活動是打乒乓球，陳先生則每 天游泳，尤對冬泳感興趣。

肝癌的首選治療是手術切除。小於 5 釐米的肝癌患者手術後 5 年生存 率可達60%，但大於5釐米的肝癌患者能生存5年的則明顯減少，更難以生 存10年。據李教授介紹，這“三兄弟”的肝癌均大於5釐米，能如此「無病生存」10 年，而且無任何復發跡象，簡直是奇蹟。

「三兄弟」生命的奇蹟，證明肝癌可以治癒。一個是偶然，兩個是巧合，三個是必然。奇蹟的出現源於什麼？首先是手術。手術的效果與手術者的判斷、技巧、手藝、悟性有密切關係。李教授已有數千例肝切除經驗，他是亞洲首例腹腔五臟器聯合移植的執刀人。對於左肝切除，一個小 時就能拿下，也不用輸血。即使做肝三葉切除，兩個小時也已足夠。他切除肝癌的手術，可以説是已到了應付自如、得心應手的程度。「三兄弟」不約而同的體會是：手術，真刀真槍，關鍵是找到合適的人，而不是哪家 醫院。他們找李教授，太對了！

正如前面所述，小於 5 釐米的「小肝癌」，手術後患者 5 年生存率也不會超過 60%。這個數位已成為肝癌治療的「瓶頸」。如何突破這個瓶頸，是世界肝病醫學界共同努力的課題。肝動脈化學栓塞(TACE)、注射干擾素或白細胞介素 -2、過繼免疫治療 (DC-CIK) 等，均曾應用於肝癌手術後病人，但效果均不能算滿意。

李朝龍教授沒有「跟風」，他將祖傳的中醫藥挖掘出來，結合自己深厚的現代醫學基礎進行研究，篩選出最有效的中藥，按疾病組成特殊的方劑，形成獨特的中西醫結合治療系統。

「肝癌三兄弟」死裡逃生，不僅逃過了 5 年關，而且走過了 10 年關， 這是他們的「福氣」，也是我們身為醫者祈求的「運氣」。

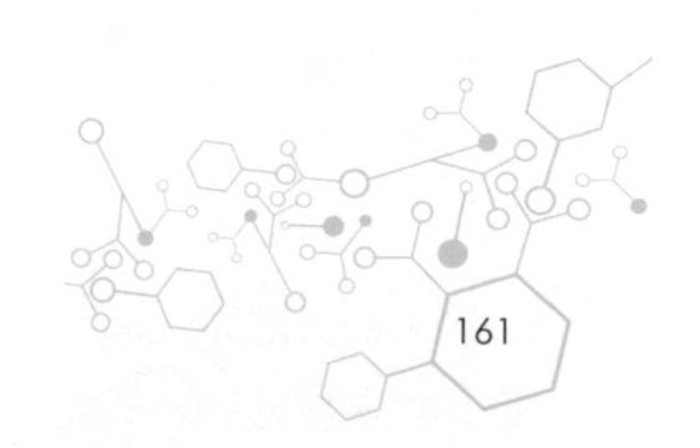

我們都有夢

「噩夢連連」、「好夢成眞」……
形容夢的詞語太多了，癌症爲何與夢連在一起？

每個人都會做夢。夢是靈界的訊息，是意識的投射，是心靈活動的反映。在夢裡，我們書寫每日生活的劇本：開心時，常做好夢，痛苦時，則噩夢連連。

大約半年前，一對老年夫婦來到我的辦公室。坐下後，男的送給我一本書，書名是《崇雲閣詩詞鈔》，作者是鍾 ××。他說：「我就是鍾 ××，今天來求救。」隨即，他又加上一句：「徐教授，你知道嗎，這幾個月，我一直處於連連噩夢中！」

噩夢！我隨手翻閱鍾先生贈送的書——一本散文詩集。他是香港著名詩人！夢，自古就是詩人思維寄託的常用意象。我想，這位詩人一定遭遇到了疾病的苦難。

鍾先生遞上香港醫院拍的 CT、PET-CT 片。片上顯示肝內有一直徑 5 釐米大小「占位性病變」。診斷書上寫道「肝癌，來自於結腸癌轉移。」

鍾先生五年前患過結腸癌，做過手術切除、化療。他心情沉重地說：「香港醫生要我手術，並已預約。」他的太太補充說：「聽說你院的冷凍治療不用開刀，就用冷凍吧。」鍾先生嘆了口氣，說：「反正是癌轉移了，手術也不會好。聽說冷凍不太痛苦。生了癌，結果肯定是死，我不希望死前太痛苦。肝轉移，像鬼魅一樣纏著我。徐教授，你能幫我消除這個噩夢嗎？」我看到他眼角噙著淚。

癌症，對於每個人來說都是噩夢。聽到鍾先生的話，我腦裡一下子閃出九年前的情景。

二〇〇六年一月十八日，我例行去做 PET-CT 檢查。我一直吃飯香，精力旺，自認為「沒有問題」。在 PET 機床上掃描二十分鍾後，我若無其事地自己下床，走進休息室，感到腹中嘰嘰，取了一盒牛奶和一塊麵包，狼吞虎嚥地吃起來。幾分鍾後，PET-CT 室主任來到我面前，輕聲問：「徐教授，過去你的肝臟有問題嗎？」「沒有呀！」我不假思索地回答。但僅僅幾秒鍾，我突然想起我的肝「血管瘤」，倏地站起來，走到對面的診斷室，醫生正在電腦上整理我的 CT 圖像。突然，我看到肝臟左葉有一塊「紅色團塊」。我一下子明白了：我得了肝癌！

我回到家，癱軟在沙發上。我沒敢立即告訴我的太太，極力屏住加快的心跳，保持呼吸平穩。焦灼、急切、不安，一根無形的生命之線牽扯著我的心。我恍惚回到幼年。那是夜裡，天黑得伸手不見五指，一條狗追逐著我，我尖叫著奔跑，跑呀跑，逃到媽媽身邊。媽媽將我緊緊摟在懷裡，拍打我的肩背，說：「好孩子，不要怕，你在做噩夢吧。」我呼叫著：「不不，有狗有狗 ......」「克成，怎麼啦？」我被一雙手推醒了，睜開眼，看看四周，太太站在身邊，驚恐地看著我。媽媽的形象仍在眼前晃動。我的思路一下子回到了四十年前，媽媽挺著裝滿腹水的大肚子，一手捂著被肝癌侵蝕的右上腹，一手拉著我的手，要我照顧好幼小的妹妹 ...... 我痴痴地看著鍾先生的病歷，腦裡閃動著九年前那場噩夢。「徐教授，我們今天是來求生的！」鍾先生太太的話，把我從恍惚中喚了回來。「老鍾能不能像你那樣？看你現在的神色，哪像癌症病人？」她的眼圈紅得好厲害，嘴角一絲肌肉在抽動，隱藏著無窮的期待。一個如此有才華、有成就的著名詩人，真的

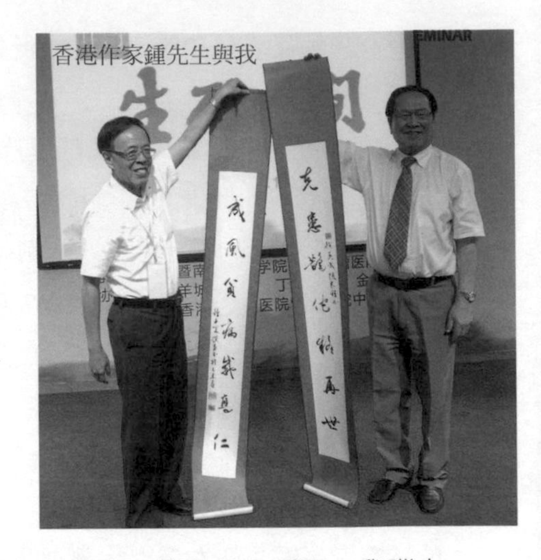
香港作家鍾先生與我

會面臨死亡嗎？此時，我腦子已從恍惚中回到醫生的「崗位」上：清醒，理智。我努力在他身上尋找「生」的證據。我對他們説：結腸癌復發，轉移到肝臟。雖然癌轉移了，意味著癌症「晚期」，但結腸癌肝轉移例外，得治療，而且效果比原發性肝癌的治療效果要好。我鼓勵老鍾：「我患的是原發性肝癌，能活到現在，你患的是轉移性肝癌，將來肯定比我活得更好！」 鍾先生笑了。就在那一瞬間，我腦中突然冒出一個「幻想」：這位文才橫溢的詩人，真的有「肝轉移」嗎？是不是僅僅是一場莫須有的「噩夢」？ 醫生看病人，最重要的是診斷。雖然有時會將癌症漏診，誤認為良性病，延誤治療，但醫生將「無癌」或良性病變誤診為癌症，實施不必要治療，也不乏其人！癌症是十分複雜的多因素、多階段、多基因疾病，診治癌症，是科學、技術、經驗的結合。僅僅憑結腸癌的病史和 CT 上的「占位性病變」，就能輕易給鍾先生下「肝轉移」的結論嗎？

我將鍾先生帶來的資料，幾乎一個字一個字地閱讀，尋找可以否定「癌」的證據。我發現，除了 PET-CT 上那一小塊低密度「占位元」，他的身體似乎一切正常。突然，我原本緊縮的心，一下子放鬆了。我認真地看著他們夫婦，説：「也許不是癌。」我驚奇地發現，我的腦裡似乎多了幾分睿智。

「真的嗎？」老鍾夫婦幾乎同時叫起來。

「鍾先生，我憑直覺，你會有好運！」 我説。看著他們狐疑的眼神，我拉住鍾先生的手，緊緊握了握，說：「好人好報，你們是好人！」這是玩笑，也是安慰。

鍾先生被安排住院了，做了磁共振類 PET，報告顯示「肝無明顯惡性病變證據」；接著做冷凍活檢。鍾先生不能擺脱「肝轉移」的陰影，擔心活檢會引起「針道轉移」，促進癌播散，要求給他做「冷凍活檢」：先快速冷凍，凍住癌細胞，再穿刺取出組織，當然同時也是治療，如果是癌，一起消融掉。我特地囑咐醫生：多部位取活檢，至少取六塊，因為活檢是診斷的金標準。

三天後，病區醫生來電話，讓我去看鍾先生。我急忙來到病房，主管醫生遞給我鍾先生的病理報告：「肝慢性炎症一脂肪病變」。這次，鍾先生真正流淚了。他看著我說：「教授，這不是做夢吧？」這次，鍾先生沒有講「噩夢」。

幾個月以後，鍾先生回院復查：一切正常。他來到我辦公室，拉著我合影，用他的話說，要留住生命的每一瞬間。他興奮地說：「這兩個月，我做的都是好夢。」我拍著他的肩說：「是呀！我們是『好人』了， 自然做好夢！」

癌細胞是從正常細胞變來的「壞細胞」，因此在癌症患者中，人們常自娛為「壞人」，而將康復痊癒的人譽為「好人」。鍾先生和我都是癌症患者，都曾經做「噩夢」，但我們夢的結果不同。鍾先生噩夢沒有成真，我卻噩夢成真。不管怎樣，現在，我們都是「好人」，「好人」做「好夢」。

人生充滿夢。我隨手翻開鍾先生的《崇雲閣詩詞鈔》，上有一七絕：「半山霜葉染紅霞，白髮西風痛物華。燈照高碑輝永夜，普江如練月光斜。」我們都是「半山霜葉」了，但我們都戰勝了癌症，定會如燈如月，輝夜長明，好夢連連。

「禁區」內肝癌可以消融了

創新，
是打開一個個禁區大門的「萬能鑰匙」。

幾個月來，我一直在為小朱的肝癌操心。講他是「小朱」，實際上他已五十歲了，只因為他是我同學的小兒子，是我同學僅剩的一個兒子了。同窗之情是最美好的，何況我們同窗是在近六〇年前那最純樸的年代，所以在情感上，我一直將小朱視同兒子。

十個月之前，畢業以後久未見面的老朱突然打來電話。他是從上海打來的，說要將兒子送來廣州讓我醫治。老朱在上海崇明當外科醫生，還曾當過領導，在上海根底不淺，怎麼要把兒子送來廣州治病呢？見面後， 他說：家裡「已出了六個肝癌」，包括他的老伴、兩個兒子、一個女兒，都是發現肝癌後不到兩個月就離開了人世，他再也不能讓這個小兒子也那麼快就「走」了。老朱是含著淚講的，當時我的眼睛也濕潤了。

小朱的肝癌不是一塊，在左葉有一 6 釐米的瘤子，右葉臨近膽囊處有一 4 釐米的瘤塊。在一般情況下，手術難以進行。上海醫生不予手術是有道理的。我將我院肝膽外科的李朝龍教授和冷凍介入科的牛立志博士找到一起，再找來血管介入科的朴相浩博士，進行「多學科會診」。於是，在兩次肝動脈化學栓塞後，牛立志博士在超聲引導下為小朱做了右葉肝癌冷凍消融。由於腫瘤鄰近膽囊，擔心傷及膽囊，冷凍僅消融癌塊的 80%。兩周後，李朝龍將小朱的左葉肝癌輕鬆地切除了。術中，李教授查看了小朱右葉的瘤塊，大部分壞死了，我建議也將右葉肝腫瘤一併切除，素以膽大著稱的李朝龍教授拒絕了。由於病人肝硬化嚴重，切右肝會引起肝衰竭。於是，在腫塊周邊部，僅在離膽囊較遠處注射了少許無水乙醇。

術後第二天，病人突然上腹部劇痛，超聲檢查發現膽囊水腫。顯然是無水乙醇造成的。

術後第三個月，小朱已「完全康復」，但對他的膽囊旁肝癌，我一直十分擔心。小朱回院復查 CT 和超聲，報告上都高度提示「殘存癌腫」。如何進一步處理？再手術？創傷大。有報告顯示，過度的創傷可促進癌症復發。再次冷凍？很難避免傷及膽囊。再注射無水乙醇？同樣會傷及膽囊，而且，無水乙醇造成的腫瘤消融常常不徹底，過量無水乙醇又可損傷已經脆弱的肝臟……

左右為難，似乎無計可施。一周前，小朱突然回到醫院，來到我辦公室，拿出複印的新聞「中國大陸第一例納米刀治療在廣州完成」，講的是我院在二〇一五年七月一日首用納米刀成功治療胰腺癌。小朱問：「我能用納米刀嗎？」

對呀！我怎麼沒有第一時間想到呢？小朱的提醒，讓我高興。由於納米刀剛在中國獲准使用，我院又首先把這一技術聚焦於胰腺癌，因此一 時沒有考慮到用它治療肝癌。

納米刀是二〇一二年在美國批准用於「軟組織消融」的一項新技術，其原理是採用高壓短電脈衝，引起靶細胞膜發生不可逆性電穿孔。由於穿孔很小，納米級，故名為納米刀。

小朱說他早在去年就關注納米刀了。他讀了上海科技文獻出版社出版的由我主編的專著《腫瘤消融新技術：不可逆性電穿孔》，又讀了上海「《介入放射學雜誌》上刊登的我院的論文。我們在一年前做過「不可逆性電穿孔消融兔近膽囊側肝臟」的實驗。在兔肝臟臨近膽囊 0.5 釐米處，做納米刀消融，七天後觀察，肝臟和膽囊改變，發現消融區與周圍分界明顯，在病理上呈均勻一致壞死；膽囊的黏膜上皮有壞死，但肌層損傷不明顯，膽囊壁無穿孔。該實驗證明，納米刀消融對膽囊是安全的。

肝臟有兩個「門」：第一肝門包括左右肝管、肝動脈和門靜脈分支，膽囊位於其附近；第二肝門是肝靜脈出肝注入下腔靜脈處。冷或熱消融時，如損傷肝門區結構，可引起出血、膽漏等嚴重併發症，以致肝門包括膽囊附近被視為消融「禁區」。納米刀之所以一問世便受到重視，是因為其不會損傷細胞成分少的結構，例如大血管、神經、輸尿管、膀胱、胃腸壁、膽管以及膽囊壁，因此可消融這些結構附近的腫瘤。

國外學者做過大量研究。美國 Louisville 大學報告 44 例肝癌患者接受 了 48 次納米刀消融，全部安全地完成治療，對重要結構，包括膽囊和膽管，均無損傷。一年後 59.5% 的患者仍生存，無局部復發。二〇一三年，美國紐約紀念斯隆·凱特琳癌症中心 Kingham 等報告，他們給 28 例臨近血管的肝癌做納米刀消融，均未發生血管損傷併發症，半年後僅 4 例 (14%) 復發。二〇一四年，該中心 Silk 等又報告應用納米刀治療距離膽總管、左或右肝管不到 1 釐米的肝癌，這些重要結構均未出現損傷，九個月後，半數患者無復發。二〇一四年，荷蘭 VU 大學醫學中心報告 221 例癌症患者，其中肝癌 129 例，接受納米刀消融，未見大的併發症。三個月後，67%~100% 的肝腫瘤呈現完全反應 (消失)。

我們給小朱做了納米刀消融。牛立志博士和他的團隊應用 Maxico 導航儀，準確地將 4 根電極探針插入臨近膽囊的腫瘤周邊，然後開動納米刀主機，採用 2500 伏 / 釐米的電壓，輸入 90 個短脈衝。為了使消融完全，共變動三個探針位置，共做了三個輪回的消融。當天，小朱在 ICU 接受觀察，第二天早晨回到病房。一周後 CT 復查，顯示腫瘤已被完全消融。

從柔佛三王子去世聯想開來

令人聞之色變的肝癌可防可治。

二〇一五年十二月六日，我去了馬來西亞，不少朋友問：「柔佛三王子去世了，據說是在廣州去世的，是不是在你院呀？」我吃了一驚。幾個月之前就聽說三王子得了肝癌，不知他來廣州了。由於我是研究肝病的，當時一些人希望我能出點力。他們說：「王子是個好人，沒有架子，救救他吧。」

柔佛三王子東姑阿都加里爾是馬來西亞柔佛州蘇丹依布拉欣的兒子，患肝癌已有幾年。據報載，二〇一五年六月，肝癌加劇，癌細胞擴散至肺部，併發肺部感染，病情持續惡化，最終不敵病魔於二〇一五年十二月五日離世，年僅二十五歲。

看病是十分個體化的事，不瞭解病情自然提不出意見。這次來馬來西亞，有朋友就惋惜地說：「唉，如果王子到你的醫院治療就好了。你自己不就得過肝癌嗎？」

是的，我是肝癌患者。那是十年前的事，我從國外回到醫院，同事「強迫」我體檢，做了 PET-CT，發現肝臟左葉有「占位性」病變。我大吃一驚，這個東西實際上在我肝內已存在八年了，一直認為是「血管瘤」，良性，沒有去管它。現在長大了，PET-CT 上顯示的顏色讓我一下子斷定是「惡性」。幾天後，我接受了手術，把整個肝左葉全部拿掉了。

其實，我的家是「肝癌世家」。四十多年前，我還是一位年輕的住院醫生。一天，母親從百裡外的家鄉來到醫院。憔悴瘦削的面孔、明顯隆起的肚子，讓我一下子感到「大禍臨頭」。母親患了肝癌，巨塊型，已有腹水。當時的肝癌被稱為「癌王」，無有效治療辦法。兩個半月後，母親離開了我們四兄弟姐妹。三年前的一天，我正在卡達開會。淩晨三點鐘，手機響了，聲音似乎特別急促，是外甥打來的，他哭著說：「舅舅，我媽媽得肝癌了……」我有兩個妹妹，這是大妹妹，比我小五歲。外甥說，已將媽媽送到南通大學附屬醫院，找到了我的學生倪主任。外甥擔心我的身體，要我不要「太急」。

我改了機票，提前回國，趕回家鄉。妹妹已接受了 TACE，出院回家了。一見我就說「不要再治療了」。據說術後反應極大，嘔吐了兩天。倪主任打來電話，說：「徐老師，對不起，你要做好思想準備……」

我看了妹妹的 CT 片，肝的左右葉都有「占位性」病變，多發性，邊緣不清，像螃蟹一樣。妹妹說「什麼地方也不去」。她說她想起了媽媽。我不甘心，馬上買了六張飛機票。第二天，帶領她全家飛來廣州，住入我院。雖然作為醫生，我估計妹妹的生命不會比媽媽長，但永不隔斷的血緣讓我不斷地幻想：也許有奇蹟。

妹妹接受了冷凍治療。手術臺上，牛立志博士老是看著我，說：「院長，冷凍不好怎麼辦？」我要他不要將她看成我的妹妹，大膽做。在超聲引導下，妹妹肝臟右葉的腫瘤 80% 被消融了。幾天後，牛立志又為她的肝左葉腫瘤做了無水乙醇「化學消融」。兩周後，妹妹吵著要回家。我為她配了幾種免疫藥，讓她在家裡注射。

妹妹身上真的出現奇蹟了。兩個月前我回到老家，妹妹看上去健康如常人，CT 復查，報告說肝內「無明顯癌腫證據」。

我研究肝病足有四十年。母親去世後，我就開始研究肝臟，先在上海師從幾位中國著名肝病專家，後又東渡日本，拜世界肝臟病學會時任主席奧田邦雄為師，研究肝癌早期診斷和血管介入治療。在中國，也是較早就出版專著《消化病現代治療》，其中對肝癌闡述尤多。但對肝癌的治療，迄今仍然不能說進入「自由王國」。我、我的母親和妹妹，三個肝癌患者，三種表現，三種治療，其中有無奧秘？特別是妹妹的肝癌，冷凍肯定沒有給予完全「消融」，她怎麼就活下來了？我曾經在國際大會上和專家們做了探討，有的說也許是冷凍免疫吧。這是一個基本上屬於理論性的問題，意思是冷凍後，壞死的腫瘤細胞釋放抗原，激發體內免疫細胞，產生「抗腫瘤免疫」。因此，冷凍掉大部分腫瘤後，殘存癌細胞可被「免疫細胞吃掉」。

十二月九日，在從吉隆玻回廣州的飛機上，看到當日《星洲日報》登載柔佛蘇丹後寫的《致我的兒子——加里爾的一封信》，從她說的「在處理墓碑時，在場的只有五個孩子，可我的第四個孩子呢？」。我知道了三王子還有那麼多兄弟姐妹。同樣為人之父，我多麼能理解這位為人讚頌的蘇丹後的痛苦呀！

身為醫生，我能為馬來西亞的朋友做什麼呢？

「醫生，肝癌能預防嗎？」一個聲音從右邊傳來，原來是鄰座一位馬來西亞旅客問的。「肝癌會遺傳嗎？」他又問。他說，他是柔佛州人，住在柔佛巴魯。

肝癌是可以預防的。由於乙肝病毒感染是肝癌的主要原因，預防肝癌要從母親和新生兒做起。截至目前，尚未發現有肝癌遺傳基因，但肝癌家庭群發屢見不鮮。二十世九〇年代，我在廣東西部對有乙型肝炎病毒感染的人定期注射干擾素，連續一年。後來發現，注射的人很少得肝癌，而沒有治療的，多個人得肝癌。聽了我的介紹後，鄰座朋友突然伸出雙手，握住我的手，緊緊地……

CHAPTER 5 呵護癌症

◎再遇皇族夫人

◎癌症「綠色」治療

◎日本的「冷凍」

◎寄望於媒體

◎化療的「反作用」

◎日本關於兩位天皇的手術的爭論

◎他為什麼擁抱李教授？

◎長壽和癌症

◎治療癌症的哲學思考

◎生命有限，愛情無限

◎情牽民都魯

再遇皇族夫人

要改變「大刀闊斧」對付癌症的策略，

有賴於技術的進步，更有賴於觀念的更新。

三個月前，一位西歐國家的皇族成員來到我院。她是專程來治療乳腺癌的。經過幾天的準備後，我們為她兩側乳房的腫瘤做了冷凍消融。治療是在超聲引導下進行的。兩根細小的冷凍探針，通過超聲探頭的特殊孔道，插入到乳房內的腫塊中。先輸入氬氣，將針尖的溫度快速降至零下 160℃，持續十分鐘；改輸氦氣，讓溫度上升；五分鐘後，再輸氬氣然後換輸氦氣。如此兩個輪回。術後第二天，病人回到廣州超五星級的四季酒店休息。她第一次來中國，趁此機會，在隨行護士和助理的陪同下，逛了廣州的名勝古蹟。

一個月後，這位皇族夫人回到我院，接受了 PET-CT 復查，發現原來腫瘤處已無活性。她接受了免疫治療，就是從她靜脈內抽出 40 毫升血，從中分離出樹突狀細胞和 CIK 細胞，加上乳腺癌抗原，培養八天，再將擴增到 10 億的細胞回輸到她的靜脈內。

與第一次相遇不同，這一次我們似乎成了好朋友，交談變得隨意、真實了。我問她：「你來自一個古老的發達國家，為什麼來我們醫院治療？」她深深嘆了一口氣，告訴我，她的丈夫已在半年前死於喉癌。「兩次手術，三十多次放療，數月的化療，他遭受太多的苦了！」說著，她眼睛溼潤了。隔了一會兒，她又說：「我唯一的弟弟也快走了。他也生了癌，接受了一次次治療，日子過得如同在地獄中。」她說：「我不能重複他們的命運」

她的助理告訴我，夫人最要保護的是她的乳房和頭髮。我仔細端詳了這位皇族夫人：雖然她已七十歲，但高高的身材，一頭濃密的白髮，一看就知道是一位氣度不凡的顯貴。夫人出院前，要求在我院設立一個救助基金「伊莉莎白基金」，她說：「我要讓癌症病人像我一樣，少受治療的折磨。」

這讓我聯想到 2500 多年前，三十六歲的波斯王后阿托莎 (Atossa) 身患 III 期乳腺癌，用布裹住自己癌變的乳房，然後以一種毅然決然與先見之明的態度，極其憤怒地命令手下的奴隸用刀將她的乳房割下來。

↓我與皇族夫人簽訂在我院設立「伊莉莎白基金」的協議

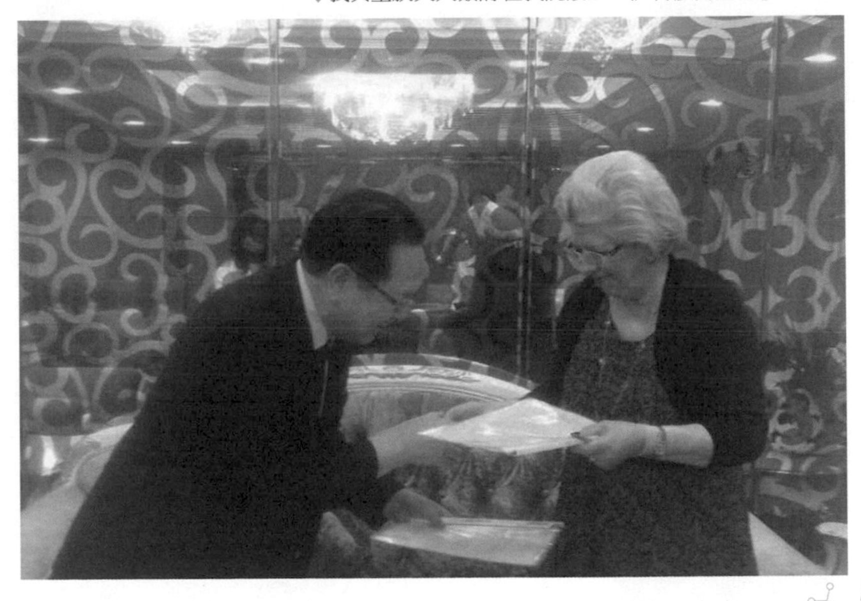

這種對付癌症「大刀闊斧」的策略，實際上沿用至今。一旦找到癌腫，馬上祭起對抗大旗，手術、放療、化療，輪番進攻，務求在最短時間內消滅癌細胞。人們把消滅細菌性傳染病的模式，應用於治療癌症上。一九七一年，美國時任總統尼克森在他的國情咨文中，發起「向癌症宣戰」。 此後，攻擊性的治癌手段一個個問世，不同名稱的化療藥，以最快速度應用於臨床。人們期盼最快地消滅癌症這一「世紀之病」。

但是，幾十年過去了，人們的期望落空了。不管人們怎麼更新化療藥，不管臨床上怎麼加長療程、提高劑量，或實行各種組合，除少數癌症可以經其治癒或提高療效外，絕大多數癌症患者的遠期生存率沒有多大提高，而且接受化療的患者，在肉體上、心理上、精神上，以及經濟、家庭和社會生活上，均受到巨大傷害。二〇〇二年，美國國家癌症研究所承認「我們輸掉了這場戰爭」。美國著名癌症專家說：「過去的路我們走不通了，我們期待著完全不同的研究方式。這種改變，有賴於技術的進步，但根本 的改變，還有賴於觀念的更新。」

人們在觀念上犯了錯誤，把癌症這一起源於自身內在的異常當成了細菌、病毒那樣的外來之敵。癌細胞源于正常細胞的突變。細胞分裂即 DNA 複製，是生物體能夠成長、適應、修復和生存的必要條件。在無數細 胞 DNA 複製過程中，總有少數細胞自發性或者在內在環境的影響下，複製發生錯誤，發生突變，進而癌變，變成癌細胞。所以，癌症是機體的「內亂」，不是外來之敵引起的「外患」。對於「內亂」分子（癌細胞）形成的頑固「碉堡」（癌腫），可以針對性地（靶向）去攻擊、毒殺、消滅，但散佈在體內的「內亂」分子（癌細胞）是不可能被斬盡殺絕的。正確的方針應該是「控制」、「改造」它們，讓癌細胞與人「和平共處」。這就是「與 癌共存」。

進入二十一世紀，癌症治療的觀念已從或正從「尋找」和「破壞」

改為「靶向」和「控制」。所謂「靶向」，就是儘量採用創傷小的、微創或無創性治療手段，包括經皮冷凍、血管介入等，最大程度地保護正常的細胞及其功能，同時獲得最大抗癌效果；所謂「控制」，就是將癌症看成是慢性病，像對待高血壓、糖尿病那樣，不追求「無癌生存」，主要追求有效控制，保證患者獲得有品質的生命延續。旨在提高人體天然抗癌能力的免疫治療，就是實施有效控制的重要手段。

《黃帝內經》告誡我們：「大毒治病，十去其六 ...... 無毒治病，十去其九 ...... 無使過之，傷其正也。」後世醫家主張「王道」治病，反對「霸道」，就是宣導採用溫和的方法，少用大創傷性治療。應用於癌症，就是：敬畏生命，呵護癌症。這應該是新世紀治癌的新策略。

癌症「綠色」治療

綠色，象徵溫良、平和。癌症也許兇殘，但有時，

對抗癌症的手段可能更兇險。

在二〇一四年八月十五～十七日召開的第三屆國際（廣州）癌症治療論壇上，中國、日本、美國、馬來西亞和印尼等國二十三名腫瘤專家聯合倡議，成立「亞太癌症綠色治療研究會」，發表了癌症綠色治療宣言。

宣言說：「癌症治療遇到巨大挑戰。一方面，腫瘤發病率逐年增高；另一方面，腫瘤死亡率沒有降低。更重要的是，現有的治療只能讓少數患者受益，過度的治療反而給患者增加痛苦。」

「我們倡議腫瘤綠色治療，就是不僅治療患者的腫瘤，更重要的是治療患有腫瘤的病人，將癌症視為可控制的慢性病，讓患者獲得有品質的生命。」

「我們倡議腫瘤綠色治療，就是相信癌症是人類進化的遺產，只要有進化，就有癌症。改善人體內環境，減少癌細胞積累新突變，與癌共存，實行消滅與改造並舉，是癌症治療的重要策略。」

「我們倡議腫瘤綠色治療，就是採用無創或少創治療，包括消融、血管介入、免疫和中醫中藥，整合各種治療手段，綜合地、個體化地應用於患者，最有效地、最少副作用地讓患者輕鬆快樂地接受治療。」

當前，人們在反思：到底現行的治療給病人帶來了多大的益處？有人調查了上百名腫瘤科醫生，如果他們自己患了癌症，接受化療嗎？70% 的醫生回答「不」。但他們在給病人治療時，70% 的情況下會使用或建議使用化療。為什麼呢？因為醫生要遵循「正規」的潛規則，要遵循治療「指南」。

有位著名腫瘤專家說：「指南是讓臨床治療有據可循，但絕不是有效治療的手段。」還有的專家說：「指南主要是用於訓練學生和年輕醫生，不是給專家用的。如果他只是按指南治病，他就不是專家了。」

什麼是「綠色」治療呢？是指不會給病人第二次傷害，不會增加病人痛苦的治療。它不是指某種特殊治療方法，更不是排斥化療。如果化療能迅速有效地讓癌腫消除，病人很快痊癒，則化療也是「綠色」的。雖然這樣的情況不多，僅占所有癌腫的 7%，例如治療淋巴瘤、睾丸精原細胞癌、某些小兒癌症、絨毛膜上皮癌等癌症時。

↓亞太「腫瘤綠色治療」研究會啟動儀式

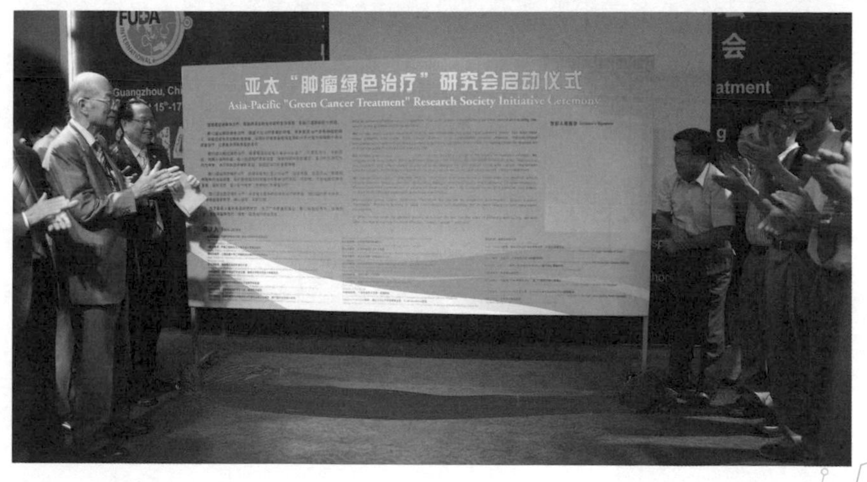

從某種意義上説，享受生活比之「長壽」更重要。曾有人做了一份調查：詢問 100 個癌症病人，如果有一種療法可以讓你「多活」兩個月， 但會發生嘔吐、腹瀉、頭髮脱落；而用另一種方法治療後，則不會，但不一定會「延長」生命，你選擇哪種？ 87% 的人選擇後一種。「綠色」治療就是後一種。

大約七年前，一位香港朋友將她的母親送來廣州治療。老人八十八歲，患的是肺癌，活檢顯示為腺癌。腫瘤在右肺，臨近肺門，合併縱膈淋巴結轉移，伴有右側胸腔積液，提示胸膜轉移。手術不能進行，唯一的「正規」治療就是化療。老人的女兒唯一的要求就是不要讓她媽媽受苦，要讓她吃得下，走得動，不影響她看電視。我們先給老人抽胸水，讓她呼吸平穩下來，再在 CT 引導下，給她右側肺內的腫瘤做了冷凍消融。治療時間不到一小時。一周後老人出院，回到深圳的家。隨後，給她手臂皮下注射一種特殊疫苗，每次 0.5 毫升，每週一次。

老人活下來了，活得像正常人那樣，照樣吃、打牌、看電視。兩年後，女兒特地將老家的親戚朋友數十人全部請來深圳，為老人慶祝九十大壽。

還有一個肺癌病人，女性，家住深圳，不到五十歲。二〇〇七年，她的丈夫前來找我。他帶來的 CT 片顯示「肺癌擴散，腦轉移」，腦內轉移灶多發，猶如滿天星。他問我怎麼為他太太治療。我説「化療」，他説「化療吃不消」，藥物也不能「進到腦內」；我説「放療吧，全腦照射」。他告訴我，他已諮詢過好多醫生，關於是否放療，1/3 主張，1/3 不主張，1/3 讓病人和家屬決定。我問他：「你自己的意見呢？」他説「不主張」，因為他知道「放射性腦病的痛苦比癌症本身更痛苦」。他要讓我為他「拿主意」，我支持了他的意見。

我們為他的太太做了複合免疫治療。本來，他是希望能讓太太「主持三個月後女兒的婚禮」。後來，他的太太不僅主持操辦了女兒的婚禮，還迎來了外孫的誕生。她像一個正常人一樣，開車，做家務。直到現在，六年了，她依然在享受生活。

再講一個深圳病人的故事。他已七十多歲，姓胡，女兒是著名電臺節目主持人。 一天，她突然來到廣州，哭著説，爸爸患了肝癌，醫生説沒有辦法治，只能活幾個月了，要我救救她爸爸。我以前在深圳工作，和這位主持人是好朋友。她説：「徐教授，你一定要讓他多活幾年。我們做兒女的還沒有盡孝心呢！」我看了老胡的CT片，肝內「多發性腫瘤」。無法手術，化療和放療對肝癌無效。我給老胡做了一次肝動脈栓塞，然後給予細胞免疫輸注。再後來，給予疫苗皮下注射，每週一次，並建議他服一些中藥，「健脾理氣」，調理氣血。

老胡活得很開心。兩年後我去深圳看他，他的家很溫馨，兒女孝順，衣食無憂。老胡很忙，養了很多兔子、鳥、金魚，每天拉琴至少一 小時，還擔任社區的乒乓球義務教練。我看了他近期的 CT 片，與以前相比，肝內腫瘤少了許多。

上述三個患者均活得很開心，但腫瘤並沒有消失，是「人瘤共存」、「和平共處」。他們接受的治療就是「綠色」治療。

有生就有死，每個人都「活在當下，向死而生」。「綠色」治療的目的是讓病人能享受生活，享受人生，在許多情況下「與癌共存」。實施「綠色」治療，需要醫生的愛心、誠心，更需要勇氣和奉獻。

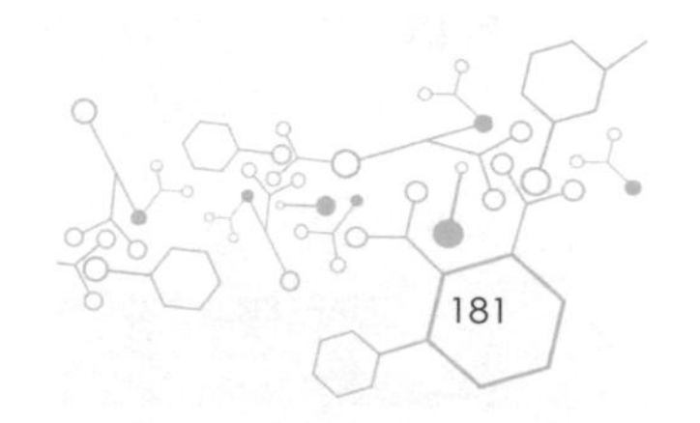

日本的「冷凍」

冷凍治療走出「冷時代」，

邁向癌症治療的「主流」。

五年前，在日本與醫界朋友閒聊。有一位外科朋友感歎地說：「再過二十年，也許我們日本就沒有外科醫生了。」我問此話何意。朋友說：「在日本，醫學院畢業學生願意做外科的越來越少。老一輩外科醫生到那時， 都已經拿不動手術刀了。」「那為什麼年輕人不願做外科呢？」我問。朋友笑著說：「是被你們的微創消融『排擠』了。」

這話雖然是開玩笑，但有一半是真話。這是因為，隨著影像技術例如超聲、CT 的發展，經皮或經內窺鏡作微創手術或消融，已部分取代常規手術，逐漸成為主流技術。這些方法對病人創傷小，術後恢復快，效果幾乎與手術切除無異。例如對前列腺癌，現在很少做「根治性」切除了， 經皮冷凍或碘 125 粒子植入，既無大創傷，效果甚至超過傳統的切除術。

這位日本朋友進一步說：「你們搞的冷凍消融，在日本這幾年發展很快，我是腎臟科的，腎腫瘤的『生意』都被介入放射科醫生搶走了。」日本早在一九七二年就成立了低溫醫學學會，學會涉及範圍很廣，除冷凍治療外，還包括低溫細胞和器官保存，以及與低溫相關的輸血、器官移植。學會每年召開一次年會。二〇〇九年，我第一次應邀參加他們的

→第 35 屆日本低溫醫學年會上我應邀發言並獲得大會金獎

第35回 日本低温
期 日：2008年11月22日
会 場：六本木アカデミーヒル

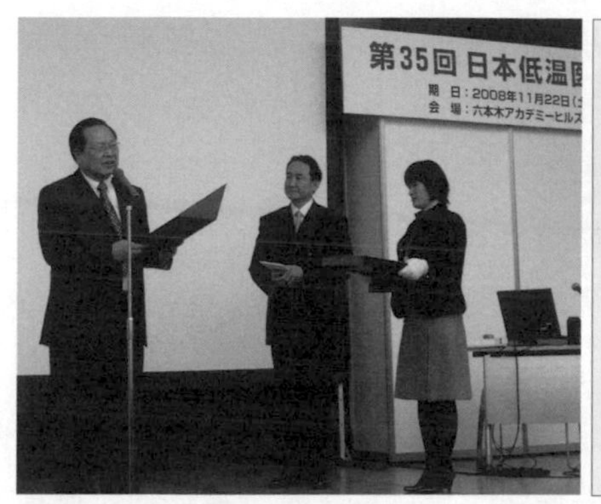

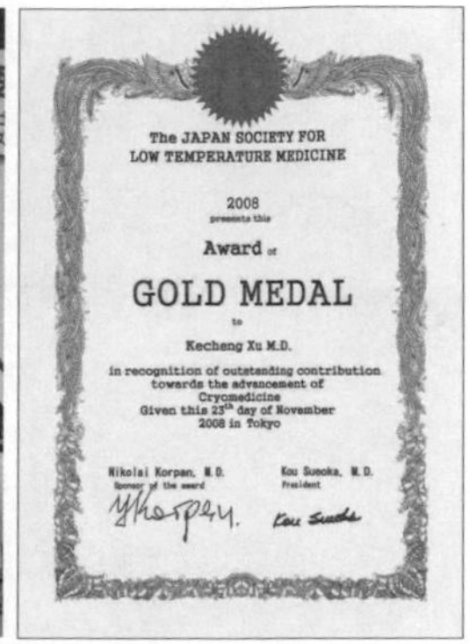

第三十五屆年會。那次年會給我留下終生難忘的印象—— 我應邀發言的題目是「胰腺癌冷凍治療——初步經驗」。預定發言時間七分鐘。當我發言至四分鐘時，台下有人鼓掌。我抬頭一看，原來是來自奧地利的著名外科和冷凍治療專家Korpan教授站起來，帶頭鼓掌。會議主席說：「徐醫生，你可以延長五分鐘。」報告結束時，又是一陣鼓掌，幾個聽眾提問。第二天上午，會議內容是「低溫保藏」，我和同來參會的同事去參觀日本的醫院。臨走前，會議主席叫我下午一定要早點回來。五點整，閉幕式舉行。正當我漫不經心時，突然聽到「徐醫生」，我一怔，原來主席在宣佈：「今年大會僅設一個金獎。該獎將授予來自中國的徐克成醫生，以表彰他在胰腺癌冷凍治療方面作出的傑出貢獻。」

當我上臺接過獎狀和獎金時，眼睛溼潤了……

從此，我們與日本在「冷凍治療」上結下了不解之緣。二〇一〇年，在第三十六屆日本低溫醫學年會上，我的同事牛立志報告的「經皮冷凍治療肺癌」獲大會「主席獎」。此後的幾屆年會上，胰腺癌和肺癌冷凍是我們的必講題目。同時，我們報告了一些冷凍基礎研究的資料。有一年，我們被邀請作了十一份報告。二〇一三年四月，日本東邦大學渡邊教授專門請我去該校醫學院講授“腫瘤冷凍治療”。原先我以為他們邀請了好多專家演講，去後發現，被邀請者只有兩人：一個是我，另一個是奧地利的 Korpan 教授。參會的是來自東京各大學的外科和影像學醫師。我是主發言人，共講兩小時。報告後，Korpan 評述，並有美國兩位元教授通過視頻隔空發言。渡邊總結時說：「我們要學習中國，學習中國復大腫瘤醫院，這幾年發表的冷凍治療論文，大多數是他們寫的。」

二〇一四年十一月十二日，第四十一屆日本低溫醫學年會在名古屋舉行。我和我院生物治療中心主任陳繼冰博士應邀出席。我們從廣州乘坐飛往東京的飛機，再轉機到名古屋，抵達時已是傍晚五點多。在會務組為我們準備的酒店安頓好後，我們被接到一家古色古香的日式飯店。穿著和服的小姐將我們迎進餐廳，滿屋子的人，熟悉的、不熟悉的，一起站起來鼓掌，握手，讓座，乾杯……第二天一早，匆匆吃過日式早餐後，我們就趕往距酒店二十分鐘車程的名古屋大學。秋日的日本，藍天白雲，雖然草木開始發黃，但沿街的灌 木依然鬱鬱蔥蔥。 會議在大學野依紀念學術交流館舉行。

拿到會議日程後，我驚奇地發現，兩天的日程，一天半是關於腫瘤冷凍治療的。正當我驚奇時，老朋友渡邊教授來到面前，笑著說：「怎麼樣？我們日本的『冷凍』趕上來了吧。」他的語氣裡不無自豪感。

我說：「不是『趕』，是你們快領頭了。」

我對日本人辦事一向十分讚賞，甚至有些崇拜。二十世紀八〇年代，我應世界肝臟病學會時任主席的著名肝臟病學家奧田邦雄之邀，到日本千葉大學消化內科研修肝臟病，參加他們的研究和臨床工作。日本醫生工作時的認真、嚴謹給我留下了深刻印象。日本人的「模仿性創新」是世界有名的。現代冷凍治療是隨著氬氦冷凍技術和影像學發展起來的。一九九八年，美國首先批准這項技術用於治療前列腺癌和肝癌後，中國

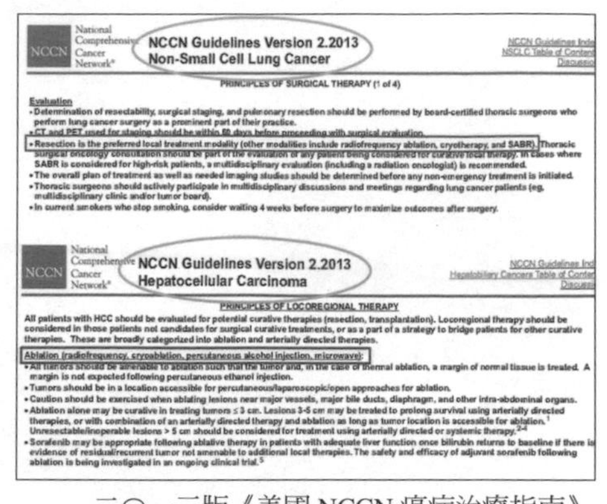

National Comprehensive Cancer Network®

NCCN Guidelines Version 2.2013
Non-Small Cell Lung Cancer

NCCN Guidelines Index
NSCLC Table of Contents
Discussion

PRINCIPLES OF SURGICAL THERAPY (1 of 4)

Evaluation
- Determination of resectability, surgical staging, and pulmonary resection should be performed by board-certified thoracic surgeons who perform lung cancer surgery as a prominent part of their practice.
- CT and PET used for staging should be within 60 days before proceeding with surgical evaluation.
- Resection is the preferred local treatment modality (other modalities include radiofrequency ablation, cryotherapy, and SABR). Thoracic surgical oncology consultation should be part of the evaluation of any patient being considered for curative local therapy. In cases where SABR is considered for high-risk patients, a multidisciplinary evaluation (including a radiation oncologist) is recommended.
- The overall plan of treatment as well as needed imaging studies should be determined before any non-emergency treatment is initiated.
- Thoracic surgeons should actively participate in multidisciplinary discussions and meetings regarding lung cancer patients (eg, multidisciplinary clinic and/or tumor board).
- In current smokers who stop smoking, consider waiting 4 weeks before surgery to maximize outcomes after surgery.

National Comprehensive Cancer Network®

NCCN Guidelines Version 2.2013
Hepatocellular Carcinoma

NCCN Guidelines Index
Hepatobiliary Cancers Table of Contents
Discussion

PRINCIPLES OF LOCOREGIONAL THERAPY

All patients with HCC should be evaluated for potential curative therapies (resection, transplantation). Locoregional therapy should be considered in those patients not candidates for surgical curative treatments, or as a part of a strategy to bridge patients for other curative therapies. These are broadly categorized into ablation and arterially directed therapies.

Ablation (radiofrequency, cryoablation, percutaneous alcohol injection, microwave):
- All tumors should be amenable to ablation such that the tumor and, in the case of thermal ablation, a margin of normal tissue is treated. A margin is not expected following percutaneous ethanol injection.
- Tumors should be in a location accessible for percutaneous/laparoscopic/open approaches for ablation.
- Caution should be exercised when ablating lesions near major vessels, major bile ducts, diaphragm, and other intra-abdominal organs.
- Ablation alone may be curative in treating tumors ≤ 3 cm. Lesions 3-5 cm may be treated to prolong survival using arterially directed therapies, or with combination of an arterially directed therapy and ablation as long as tumor location is accessible for ablation.[1] Unresectable/inoperable lesions > 5 cm should be considered for treatment using arterially directed or systemic therapy.[2-4]
- Sorafenib may be appropriate following ablative therapy in patients with adequate liver function once bilirubin returns to baseline if there is evidence of residual/recurrent tumor not amenable to additional local therapies. The safety and efficacy of adjuvant sorafenib following ablation is being investigated in an ongoing clinical trial.[5]

二〇一三版《美國 NCCN 癌症治療指南》

比日本更早地引入這項技術，並迅速用於治療肝、肺、腎、乳腺和軟組織等的惡性腫瘤。我們復大腫瘤醫院又是中國最早應用這項技術的醫院，迄今無論是治療的病例數還是病種均位列前茅。但比起日本同道來，我還是有些「擔心」：他們真正幹起來，從「細緻」「精確」方面看，很快會超過我們的！

我的「擔心」不無道理。大會開始後，一篇篇來自日本各醫院的報告「粉墨登場」。報告者多數是年輕醫生。他們的英語純熟，幻燈片製作精美，報告內容令人稱絕。更讓我驚訝的是，幾年來，日本從事腫瘤冷凍治療的醫院已發展到幾十家，幾乎所有著名醫院均已開展，治療的病種不只限於腎癌、肝癌，還有肺癌、乳腺癌和軟組織腫瘤。報告的治療病例數少者十例，多者數百例。

其實，我作為前任國際冷凍治療學會主席和亞洲冷凍治療學會創會會長，非常希望日本的「冷凍」快速發展起來。他們作為我們的「競爭者」，是我們進一步發展「冷凍」的動力。更令我高興的是，日本學者一致認為，冷凍治療不再是「配角」，應進入癌症治療「主流」，這與我們的看法完全一致。 事實上，二〇一三版的《美國癌症治療指南 (V2 版)》，已將冷凍治療列入主流治療項目。例如關於非小細胞性肺癌，《指南》指出：「局部治療以手術切除為首選，其他方法包括……冷凍……」關於肝細胞癌，《指南》指出：「所有病人的腫瘤都應該進行治癒可能性評價。小於或等於 3 cm 的腫瘤，消融是治癒性技術。消融包括冷凍……」

寄望於媒體

我們應該傳播這樣的觀念：

癌症絕不是絕症，而是像高血壓、糖尿病那樣的慢性病，

我們完全可以與「癌」共舞，周旋一生，帶病延年。

印尼《印華日報》的問世是華人世界的盛事。其資深主編李卓輝先生約我為該報健康專欄寫一序言。我自知才疏學淺，難以勝任，但作為從醫五十年的老醫者，又是患癌十年的「老」病者，有滿腹感觸樂於述說，借助該報珍貴的版面，寫出的文字，也許對讀者有益。

人的什麼最重要？當然是健康。關愛生命、敬畏生命、呵護生命，是健康的核心，也是媒體的永恆主題。祈望新生的《印華日報》健康版——

第一，宣導「預防重於治療」。大多數疾病是可以預防的。外來之敵，如細菌、病毒、寄生蟲引起的感染性疾病，是二十世紀五〇年代前人類的主要死亡原因。講究衛生、消除感染源、隔斷感染途徑，以及疫苗的普及應用，可預防這些疾病。雖然不時還有感染性疾病爆發，例如非洲發生的埃博拉病毒感染的流行、媒體經常報導的禽流感，人類常常猝不及防，但並未成為全球性威脅。目前正在研製的或已研製成功的疫苗，是預防這些病毒感染的主要手段。病毒性肝炎是全球性感染性肝病。乙肝疫苗的預防性注射，可有效預防乙型肝炎的母嬰傳播。加強輸血管理、消除吸毒、加強性教育，是預防丙型肝炎的重

健康是媒体的永恒主题

贺《印华日报》健康版创版

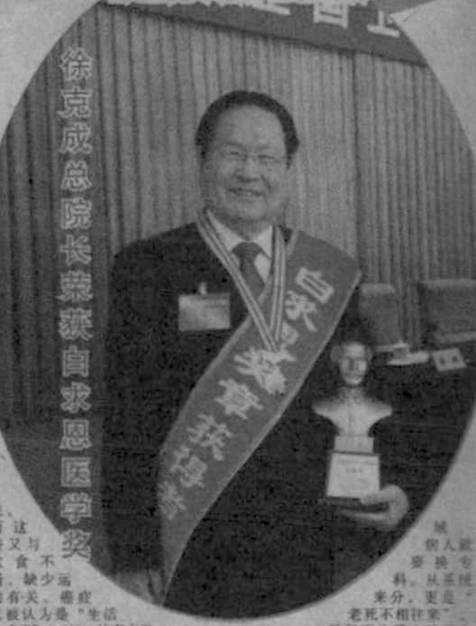

《印华日报》即将问世，这是华人世界的盛事。资深主编李卓辉先生约我为该报健康专栏写一序言。自知才疏学浅，难以胜任，但作为从医50年的老医者，又是患癌近9年的"老"病者，有满腹感触乐于述说，借助该报珍贵的版面，写出文字，也许对读者有益。

人什么最重要？当然是健康。关爱生命、敬畏生命、呵护生命，是健康的核心，也是媒体的永恒主题。祈望新生的《印华日报》健康版——

第一，倡导预防重于治疗。大多数疾病是可以预防的。外来之敌，如细菌、病毒、寄生虫引起的感染性疾病，是上世纪50年代前的人类主要死亡原因。讲究卫生、消除感染源、隔断感染途径，以及疫苗的应用，可预防这些疾病。虽然不时还有感染性疾病的爆发，例如最近非洲发生的埃博拉病毒感染的流行，经常媒体报道的禽流感，人类常常猝不及防，但并未成为全球性威胁。目前正在研制的或已研制成功的疫苗，是预防这些病毒感染的主要手段；病毒性肝炎是全球性感染性肝病，乙肝疫苗……

郭林（Gurlin）的顽强和快乐

丹麦的医生听说郭林准备去中国，直言不讳的说："你们发疯了！"郭林没有听她的医生的阻挡，她和丈夫毅然卖掉位于哥本哈根市中心的大房，换了一套有一角的小房，变出一笔钱，直飞中国。

郭林在复大接受了CT引导下经皮冷冻治疗，2周后出院。1个月后，她回院复查，带回3件"礼物"：一是一张丹麦最大的报纸，上面正版刊登了记录郭林在复大治疗全过程的报道；二是一张VCD片，是悄悄随同郭林来复大的随访记者拍摄的，上面同样记录了郭林治疗的经过；三是丹麦医院最近给郭林拍的CT片，她的胰腺肿瘤缩小2/3，肝内转移灶消失。

那次在丹麦访问，郭林一直陪伴着我们。记得……

长寿和癌症

今天上午去到501 VIP 房看望云老先生。他见到我，马上从椅子上站起来，拉着我的手，叫陪伴他的侄儿为我们照相。老先生姓"云"，这个姓在中国是"小姓"，据说姓云的人有蒙古血统，多数是贵族后裔。云先生是广州一著名大学的教授，经济学家，曾是该大学的副校长，学生弟子无数，最得意的学生是该大学现任校长。2周前，校长请我去到学校为云老先生会诊。他患的是肺癌，在左上肺，约三四厘米大小。他拒绝手术和化疗。偶尔在《南方周末》这份著名评论性报纸上看到一篇文章"癌症治疗：现代理念的布道者"，记载了我治疗癌症的一些观念和主张的策略。云老先生如获至宝，找到校长，再找到我。于是，到我院住院。几天前，他接受了经皮冷冻治疗。

云老先生显然已经从治疗中恢复过来了。他紧紧握住我的手，看着我，半认真半开玩笑的问："我还能活几年？能长寿吗？"

……

要措施。而乙型、丙型病毒性肝炎的預防，是減少肝細胞癌發生的重要環節。人們在預防上忽視的是非感染性疾病，例如心腦血管疾病，還有癌症，多與不健康的生活方式有關，如何預 防這些疾病，應成為媒體宣導的主要內容。

第二，宣導健康的生活方式。一個人生活方式的形成，受社會地位、思想內涵、文化修養、知識結構、個性特徵以及環境因素所制約。世界衛生組織曾專門舉辦過「與生活方式不當疾病作鬥爭「的衛星電視會 議。動脈硬化、心臟缺血性疾病、腦梗塞和出血，主要與高血脂、肥胖、 糖尿病有關，而這些又與飲食不當、缺少運動有關。癌症已被認為是「生活方式病」。60% 的癌症發生與生活方式不當，包括不恰當的飲食、吸煙、少運動和異常情緒有關。吸煙導致肺癌、喉癌、食管癌和膀胱癌，長期攝食過鹹、黴變食物易致食管癌、胃癌，多食油膩、少食纖維素食物者易患結直腸癌。

第三，宣導整合醫學。醫學的發展，使得學科越來越細。一個頭頸部，按解剖分成耳科、鼻科、喉科、甲狀腺科等專科；消化系統又分成 胃、腸、肝、胰腺科。每個專科醫生只看他管的那一塊兒病，出了那個區域，病人就要換專科。從系統來分， 更是「老死不相往來」，心臟科醫生看心臟病人時，遇到病人胃口不好的，必須轉去胃腸科，如遇血清轉氨酶升高，又要找肝臟科醫生。實際上，人是一個整體，僅看「病」不看「人」，結果是病人到處轉，費用成倍長，毛病好不了。有的心臟病患者心律失常，心臟科醫生用了好多藥，就是糾正不了，後來發現病人胃內有一種細菌，叫幽門螺杆菌，用三種藥治療兩周，細菌清除了，心臟跳得也正常了。有的糖尿病，用了好多藥，血糖降不了，加用一點用於腸道抑菌的黃連素後，血糖恢復正常。據説有一位位高權大的高官患了心臟病，找了幾十個專科醫生來會診，用了 36

種藥，毛病沒有好，反而發生胃出血、眼睛發黃(黃疸)，原來是藥物引起了胃損害和藥物性肝病。停去34種藥，疾病完全好了。我們不是反對分專科，只是宣導任何一個專科醫生，看病時不能「只見樹木不見林」。整合醫學不是專科相加，而是A×B×C×D的積，是專科醫生知識和技能的豐富和擴延。

第四，宣導醫學「人本主義」。醫學之父希波克拉底有一句格言：「知道是誰生了病，比知道他生了什麼病更重要。」以人為本，永遠是醫學的核心要素。我們應該屏棄「生物至上」「技術至上」的觀念。現在，只看病、不看人的怪像，在癌症治療領域已經表現到極致，無休止的化療、放療，不顧後果的「根治」切除，使許多患者受害于該治療手段。不能以「科學的成功」取代「人性的滿足」。人類對疾病征服的實踐綜合了科學性、藝術性和宗教性。人患病，不管能否治療，都需要情感關懷。美國撒拉納克湖畔的特魯多醫生墓碑上刻著一句話：「有時去治癒，常常去幫助，總是去安慰。「我們宣導「人文是醫生的靈魂」。醫生看病，不僅需要科技，更需要感情投入，尊重患者，關心患者。正如古羅馬一位哲人所說：「醫生給患者的，首先是心，其次才是藥草。」

第五，宣導治療新觀念。癌症已成為人類第一殺手。一九七一年，美國時任總統尼克森在國情咨文中，號召「向癌症宣戰」。人們發展了多種消滅癌 細胞的辦法，其中，化療最受寵倖，臨床上數不清的化療藥因此而一個個問世。二〇〇二年，美國國家癌症研究所承認：「我們輸掉了這場戰爭。」美國 著名癌症專家說：「過去的路我們走不通了，我們期待著完全不同的研究方式。這種改變，有賴於技術進步，但根本的改變，還有賴於觀念的更新。」

實際上，人們已經在反思。近年在世界著名雜誌Nature(《自然》)等刊物上發表了由美國著名癌症醫院的專家寫的文章，翻出了一百多年前 Coley 用非常簡單的細菌疫苗治療「難治性」進展性癌症的結果，驚奇地發現，從五年或十年生存率來看，其治療結果竟遠遠超過「現代」化療的結果，更不談前者在副作用之少和費用之低廉方面所具有的優勢。

過去(可能現在仍然是)主流醫學的治療模式是「戰爭」和「替代」。戰爭就是消滅，應用抗生素、化學藥物消滅細菌、病毒，就是「戰爭模式」；維生素缺乏時應用維生素，缺鐵性貧血時應用鐵劑，女性更年期綜合征時給予雌激素，以及衍生的器官移植，都是「替代模式」。上述模式，擴展到癌症，就是「根治」切除、化療、放療。但是，癌症之戰的 失敗，恰恰是陷入了「戰爭模式」的泥潭的結果。人們開始醒悟：癌症不 是「外敵入侵」，癌症是人類「進化的遺產」，「只要有進化，就有癌症。」美國癌症專家在他的著作《眾病之王——癌症傳》中指出：「癌症是我們自身一個完美的版本，惡性生長和正常生長，在遺傳基因層面是緊密交織在一起的......」「面對癌症就是面對與人類同一物種，這一物種甚至比人更適合生存」。

換句話説，癌症是機體細胞在每時每刻的複製中出現的錯誤，是變壞的孩子，是體內的「內亂」。對於這些「壞孩子「(癌細胞)，甚至對於由「壞孩子」變來的「黑社會團夥「(癌腫)，雖然可以「清除「(手術)、「毒殺「(化療)，但要斬盡殺絕幾無可能。正確的方針是從「尋找、破壞」，改變為「靶向、控制、改造」，像治療高血壓、糖尿病那樣，把它當成慢性病。「人瘤共存」，不是奢想。

化療的「反作用」

「物極必反」是真理。

兩個月前我去查房，查到一位女性患者，四十一歲，八年前發現左側乳腺癌，做了手術切除，病理檢查顯示為導管癌，分化較差；免疫組織化學檢查顯示「三陰」，即雌激素受體 (ER)、孕激素受體 (PR) 和人表皮生長因數受體 α(Her-α) 均陰性。術後她接受了化療，共八個週期。三年前，右側又生了乳腺癌，剛發現時，腫瘤已擴展到腋窩。再接受化療，兩個週期治療後，腫瘤縮小，她滿懷希望，準備在腫瘤縮小後接受手術切除。但腫瘤不再縮小，反而瘋長起來，不僅乳腺內瘤子長大，將皮膚頂起來，而且向胸前部蔓延。醫生給她換上不同的化療方案，但腫瘤毫不買賬，進一步蔓延到左側原先已切除的乳腺癌部位，胸前則逐漸形成拳頭大小的腫塊。

患者無奈而痛苦地說：「我的瘤子怎麼越化療長得越快越厲害？」

作為癌症的常規治療手段之一，化療有許多副作用，包括脱髮、噁心嘔吐、容易感染、免疫抑制等，主要因為化療會不分青紅皂白地同時殺掉人體健康的細胞和癌細胞。儘管如此，起碼它是有一定療效的，但為什麼這位患者使用化療，癌腫卻越來越加劇呢？

這是化療的「反作用」！

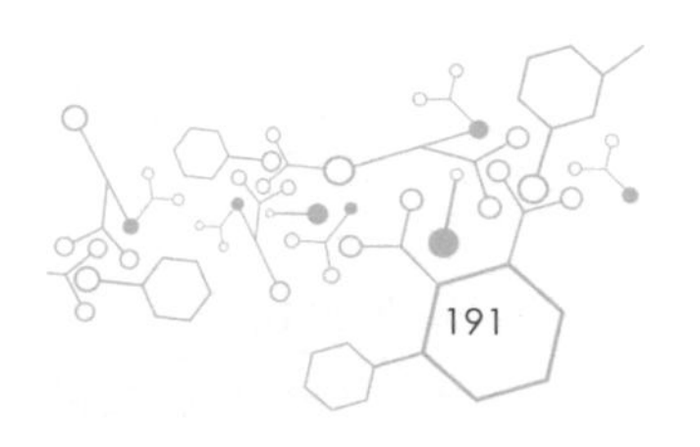

「反作用」英文是 opposite effect，最早由 Hoffman 和他的團隊在二〇〇八年提出。他們在 Cancer Res 雜誌上發表文章，報告了在老鼠身上所做的研究結果。他們將實驗鼠分為兩組：一組是無化療藥組，給這些鼠的門靜脈內注入人類結腸癌細胞，發現這些細胞在注入後迅速死亡，不能在肝內形成瘤塊；另一組是給化療藥組，預先給鼠腹腔內注入化療藥環磷醯胺，二十四小時後，給鼠的門靜脈內注入結腸癌細胞，結果發現這些癌細胞會生存下來，並在肝內形成瘤塊。

上述實驗的結果看起來很費解，因為環磷醯胺是能殺滅癌細胞的化療藥，為什麼不僅沒有阻抑癌細胞生長，反而促進其生長呢？

Hoffman 團隊進一步研究了門靜脈內注射的癌細胞的命運。他們將癌細胞標記上螢光，用特殊影像設備觀察這些細胞靜脈注射後的動向，發現在預先給予環磷醯胺的鼠身上，癌細胞在血管內大量增殖，並從血管壁外逸，在血管外形成瘤灶。相反，對未用環磷醯胺處理的鼠，大多數癌細胞 仍然在血管內，沒有從血管外逸。他們認為化療藥在一定條件下，不僅不抑制癌細胞，反而促進癌細胞生長，是為化療的「反作用」。

化療藥能增強被治療的癌症的惡性程度，促進轉移，在 Hoffman 等報 告之前，就有不少動物實驗報導，例如——

一九八六年有位研究者發現，給老鼠腹腔注射纖維肉瘤細胞後，觀察肺轉移情況。發現預先單次靜脈注射或多次腹腔內注射化療藥博萊黴素 (Bleomycin) 的鼠，與未用博萊黴素的鼠相比，肺轉移增加 1.4～5 倍。解剖動物，取肺做病理檢查，發現被腫瘤佔據的區域，在預先用博萊黴素的鼠較未用博萊黴素的鼠大 4 ～ 16 倍。他們認為，博萊黴素能損傷內皮細 胞，增加肺內腫瘤細胞定植和轉移 (見一九八八年 Cancer Res)。

Kerbel 等發現，化療藥物能動員骨髓內內皮細胞前體進入腫瘤內，促進腫瘤血管新生；在將癌細胞注射入鼠尾靜脈前，用放射線照射鼠，肺轉移也增加。

Van Putten 等給老鼠注射癌細胞，使之發生腫瘤。如果提前四十八小時給予化療藥環磷醯胺，則老鼠發生肺轉移的機會增加，較未注射環磷醯胺的老鼠高 1000 倍。 Carmel 研究了各種細胞毒性藥物對肉瘤細胞在老鼠肺內轉移的影響，發現預先給鼠長春花城 (Vinblastine)、博萊黴素 (Bleomycin)、甲氨蝶呤、阿糖胞苷或 5- 氟尿嘧啶 (5-FU) 等，對肺轉移影響不大，但預先給予環磷醯胺可顯著增加肺轉移 (是對照組動物的 100 倍)。注射腫瘤細胞之前早則八周、遲至兩小時給予環磷醯胺，均能促進肺轉移發生，以提前二十四小時給予的影響最顯著。這一研究發表於一九七七年的 Cancer Res 上。

為什麼化療藥不僅不殺滅癌細胞，反而促進癌細胞轉移？有以下解釋——

第一，有人認為，化療藥能動員骨髓內上皮細胞的前體進入到腫瘤內，促進腫瘤內血管新生，從而促進轉移。也有人認為，環磷醯胺能引起肺內微血管改變，殺滅巨噬細胞，或阻止巨噬細胞消滅癌細胞，從而促進 轉移。以上觀點分別發表於二〇〇六年 Science(《科學》) 和一九七七年 Cancer Res 上。

第二，西雅圖 Fred Hutchinson 癌症研究中心的 Peter Nelson 博士表示：「化療藥物對細胞 DNA 基因具有毒性，DNA 受損後，腫瘤微環境中 B 細胞內表達一種被稱作 WNT16B 的蛋白質，後者通過旁分泌方式，啟動腫瘤細 胞內的 Wnt 程式，減弱細胞毒性化療的效果，促進癌細胞的生長和癌症進展。」這項研究報告發表在二〇一二年九月出版的 Nature Medicine 雜誌。這項發現可以解釋為什麼有些時候 (化療初期）癌症病人的病情有所好轉，癌細胞擴散也被控制住，但是經過這一時間段後，癌細胞會顯示出激增的態勢。該研究小組在前列腺癌、乳腺癌和卵巢癌等腫瘤上做了測試，化療所體現的效果相似。

第三，癌幹細胞的存在被認為是腫瘤發生和復發的根源。在腫瘤放療和化療中，普通的腫瘤細胞對治療是敏感的，容易被消滅，但腫瘤幹細胞就像韭菜一樣，割掉一茬又會長出一茬，不容易被摧毀，如同種子細胞，會繼續產生新的腫瘤細胞。中國學者在實驗中發現，用紫外線照射， 或用化療藥物處理普通癌細胞，能明顯誘導「幹細胞樣癌細胞」的產生。 一系列的研究提示，DNA 損傷所引起的基因組不穩定性，是導致普通癌細胞變成幹細胞樣癌細胞的主要機制。化療能引起 DNA 損傷，加劇基因組不穩定性，誘導幹細胞樣癌細胞產生。

因此，需要提醒醫生和癌症患者，化療時應注意掌握使用的節奏，不可過量，並隨時觀察病情的演變，防止「反作用」發生。「反作用」一 旦發生，及時更換治療措施。另外，更要提醒的是，對大多數癌症，化療 不可能治癒，濫用化療是必須禁止的。

日本關於兩位天皇的手術的爭論

醫學是科學、技術、藝術的結合，但常被忽視的是「人文」。
以病人「實際利益」爲重，永遠是醫生爲醫的信條。

一般而言，年齡越大，患癌症機會越多。那麼，老年癌症的治療有無特殊性呢？

日本曾發生「保器官」的討論，並對兩位天皇的手術是否恰當有過爭論。

昭和天皇在一九八七年被查出患胰頭癌，當時已發生腸梗阻，接受了手術，術中發現胰腺不能切除，僅做了十二指腸一空腸吻合術，即將梗阻上端的十二指腸與空腸連接起來 (捷徑術)，對胰腺腫瘤本身沒有觸及，也沒有做化療。術後，天皇能跟以前那樣吃東西，並恢復工作。十六個月後，天皇死于腫瘤進展併發大出血。

第二位天皇，就是現任的平成天皇，在常規體檢中被查出血液前列腺相關抗原 (PSA) 升高，再做穿刺活檢，被證明是前列腺癌。他接受了前列腺切除的根治手術，術後的病理檢查證明是局限性高分化腺癌 (B 期)。術後恢復順利，重返工作。

日本醫學界後來討論認為，對第一位天皇做的「捷徑」手術是正確的，因為如果強行做 Whipple 手術，不一定能完全切除癌腫瘤。即使完成手術，術後生活品質也不會好，加之化療會將人體「正氣」打垮，真是「好死不如歹活」；而做簡單的「捷徑」手術，患者術後迅速恢復，最後 雖然不免一死，但死前「活得開心」。但對第二位天皇的前列腺切除，認為是不對的。這是因為前列腺癌發展緩慢，早期病例即使採取「擱置—觀察」，也可五～十年沒有進展。

兩位天皇的治療是很早以前的事。近年來，隨著影像學技術的發展，微創消融技術應用於腫瘤治療，使得一些不能或不能耐受手術切除的腫瘤，在病人不遭受巨大痛苦的情況下得以去除，甚至獲得根治。因此，對兩位天皇的治療可以重新評估。例如對第一位天皇，雖然我也不贊成做根治性切除，但單純做「捷徑」手術看來是不夠的。在 CT 引導下經皮穿刺做局部「消融」(冷凍或放射性粒子植入以及近年迅速發展起來的納米刀消融)，可以消除或大部分消除胰腺本身的腫瘤，而且，即使做「捷徑」，也可在腹腔鏡或胃腸內鏡下完成。對第二位天皇，根治性前列腺切除或「擱置—觀察」，都不一定是最可取的。在超聲引導下做經皮冷凍或碘 125 粒子植入，目前已成為常規治療，可以在創傷極微小的情況下完成「根治」 。

我們無需對日本御醫團當年的治療過多指責，終究對顯貴人士的治療與對一般病人不同，用傳統的治療不會受到指責。這也是「顯貴」人士生了病，雖然得到最「重視」的治療，但卻不一定是最好的治療，也不一定有最好的結果。

面對癌症，是做切除還是做局部消融？是做破壞器官的大手術，還是做保存器官全部或大部的微創治療？一定要從病人整體予以考慮，特別是對老年病人。

我有一位印尼朋友，一位非常善良的華人企業家，七八年前，他已七十高齡，患了肝癌，在日本接受了手術切除。兩年後，腫瘤復發，他在日本接受了局部射頻消融。四年前，肝癌第二次復發，腫瘤直徑

2～3釐米大，我建議他來我院接受經皮冷凍消融。他訂了機票，我也為他在醫院留了病房。一周過去了，他來電說要「延期來」，再過了幾天，印尼傳來消息：他已去日本。隨後，日本傳來消息，他已「順利手術切除腫瘤」。兩周後，印尼突然來電，說這位印尼朋友高熱、咳嗽，已入住新加坡的醫院，問我「有無良策」。原來他併發肺部真菌感染。幾天後，這位印尼著 名企業家離開了。去世前，他向陪伴的人說「對不起徐院長」。

再偉大的人也會死亡，但這位朋友似乎不應該這麼快離開這個世界。如果僅做經皮冷凍治療，幾乎不會出現這一可悲的結果。

治療癌症，我們不僅僅治療病人的腫瘤，更是治療患有腫瘤的病人。腫瘤被消除了，病人死了，這是失敗；腫瘤儘管存在，或沒有完全被 消除，但病人活下來，這是成功！

我有一位老朋友老趙，是深圳一家醫院的消化科專家。六年多前，他給我來電話，說肝臟上查出一個瘤子。第二天他自己開車來到我院。入院第二天，我們就為他治療了。牛立志博士首先在超聲引導下為他做活檢，先取四塊，我說再取兩塊吧，也許是「命中註定」，事後病理檢查時正是在最後兩塊活檢組織中找到癌細胞。由於這位老朋友有言在先，不管活檢是什麼，都要給予冷凍。憑我們的經驗，惡性可能性大。在超聲指引下，在瘤子中心和周邊部插了四根冷凍探針。整個過程花了不到一小時。術後第三天他就出院，幾天後回青海老家休息了。此後他常在節日來電話報 個「平安」。二〇一二年九月十五日，深圳醫學會消化病學會召開學術會議，我 應邀去講課。老趙也來了，與他醫院的同事一道，說說笑笑，好開心。如今老趙還在發揮餘熱，每天為病人看病，樂此不疲。

為老年人治癌症，一定要「綠色」、輕和、不傷「元氣」。

他為什麼擁抱李教授

癌症治療，不僅要關注患者的腫瘤，

更要關注患腫瘤的病人。

一天，李朝龍教授領我去6區看一位馬來西亞女病人。女士五十二歲，患直腸癌。癌症向外發展，侵犯到臨近的陰道。李教授給她切除了直腸腫瘤，也把陰道切除了，又把乙狀結腸的一段拉下來，為她做了人工陰道。病人術後第二天就能下地行走了。我們去到病房，她的丈夫熱烈擁抱李教授，隨後拉著我們照相，連說：「這種手術不是一般的醫生能做的。」

李教授悄悄對我說，手術後，當得知給他太太做了人工陰道時，病人丈夫也是一把擁抱住他。

由此看來陰道再造對這對夫婦是何等重要！

癌症病人對性常有兩種誤解：一是「忌性」，認為性生活會傷「元氣」，促進癌症發展；一是認為無所謂，我行我素，縱性無度。兩種看法都是不對的。

性生活會不會促進癌症發展呢？這是指過度的或不衛生的性生活。如果性生活開始的年齡較早，初婚年齡不滿二十四歲，婚齡在四十年以上，或初射精年齡在十五歲以下，四十一～四十五歲這段年齡期間，一個月內性交次數較多者，易患前列腺癌。子宮頸癌的發生也與夫妻性生活不潔和頻繁、性伴侶多有關。假如女子在不到四個月內，和多個男子發生性關係，則會有多種異體蛋白進入體內。這樣一來，不僅不能產生精子抗體，相反，強烈的刺激會導致不孕症、黏膜炎症等，有的還發展成癌變。男子包莖，也會給性伴帶來宮頸癌的危險。有人調查發現，患子宮癌的婦女中，約有 30% 的丈夫包莖。

過晚結婚和終身沒結婚的婦女，流產和人工流產次數多的婦女易患乳腺癌。如果女子在乳房還未發育成熟的時候，為了追求女性曲線美，過多撫弄乳房或機械性刺激也易患乳癌。另外，長期夫妻感情不和，導致性生活不愉快，皆可導致內分泌紊亂，誘發乳腺癌。

包莖的男子有患陰莖癌的危險，它是致癌物質——包皮垢的刺激造成的。有資料表明，陰莖癌患者中，有 95% 是包莖。

癌症的發生 70% 與生活方式不當有關。性生活不恰當，破壞夫妻和諧，影響身心愉悅，會降低免疫功能，從某種意義上促進癌症發生。

人類有三種需要：物質、精神和性。性不僅是傳宗接代的需要，更是人的生理、情緒的需要。規律的性生活可以令夫妻關係和諧，增進心理健康，促進體內激素分泌，提高免疫力，提高心肺功能，促進有氧代謝，保護前列腺，潤滑陰道。正常人需要性生活，癌症病人同樣需要。

癌症患者適當的性生活非但不會「雪上加霜」，反而是促進康復的一劑「良藥」。據世界防癌中心調查，癌症患者經治療後，有性生活者復發率比沒有性生活者偏低。與此同時，癌症患者生存時間的長短除了與治 療有關外，在很大程度上還要取決於患者對生存抱有的堅定信念和勇氣，而夫妻之間的安慰和愛撫力量更大。

有許多原因都會造成腫瘤患者性冷淡，其中除了惡性腫瘤本身外，化學藥物、手術等治療方法及患者處於焦慮、恐懼和絕望之中，都可無形中加重患者的性淡漠。

癌症患者該如何掌握性生活的頻率及時機，這要視病情、年齡、體力、精神狀態和營養狀況等情況而定。至於性生活的度，應該掌握在不使患者感到腰酸、頭昏、疲勞為宜。通常情況下，每週或兩周一次性生活是適度的。

由於癌症並非是通過性生活傳染的，因此，配偶不必存有被傳染的 疑慮，相反應該愉快地接受性生活，從而使對方保持心情愉快，這將大大 有利於癌症患者康復。

醫生在給癌症病人治療時，一定要考慮「性」的因素。例如前列腺癌治療時，會損傷神經，引起勃起障礙，出現陽痿。新型消融治療技術「納米刀」(不可逆性電穿孔)，是用高壓電超短脈衝引起定向定點「分子消融」，只破壞癌細胞，不損傷神經血管，術後不會引起陽痿，是一種最好的前列腺癌消融治療手段。直腸癌手術時常常累及陰道，就像本文一開始介紹的那位病人，癌腫已經侵犯到陰道，手術中必須切除，因為救命 要緊，但也因此讓患者終身喪失性生活的機會，這對於她本人和丈夫來說 都是殘酷的。李教授為患者做了一個人工陰道，這是何等的偉大之舉！所 以病人丈夫熱烈擁抱李教授，太應該了！

長壽和癌症

「手下留情」，採用「溫和」的智慧治療，

可讓老年患者更長壽。

二〇一四年六月某天，我去到501VIP房看望雲老先生。他見到我，馬上從、椅子上站起來，拉著我的手，叫陪伴他的侄兒為我們照相。老先生姓雲，這個姓在中國是「小姓」。據説姓雲的人有蒙古血統，多數是貴族後裔。雲先生是廣州一著名大學的教授，經濟學家，曾是該大學的副校長，學生無數，最得意的學生是該大學現任校長。兩周前，校長請我去到學校為雲老先生會診。他患的是肺癌，在左上肺，約3~4釐米大小。他拒絕手術和化療，偶爾在《南方週末》上看到一篇題為「癌症治療：現代理念的佈道者」的文章，文章記載了我治療癌症的一些觀念和主張的策略。雲老先生如獲至寶，找到校長，再找到我。於是，到我院住院，幾天前，他接受了經皮冷凍治療……

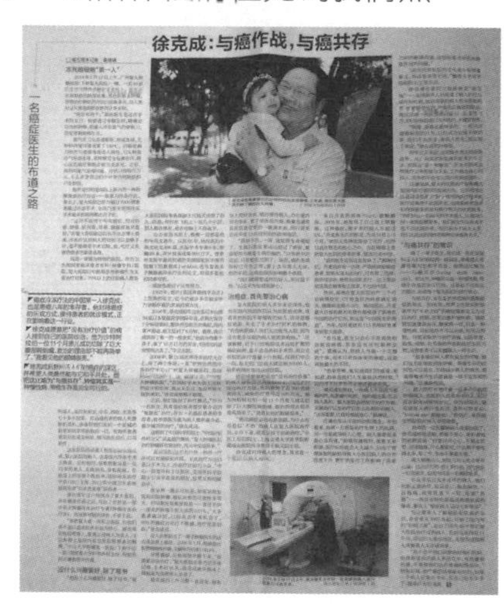

徐克成：与癌作战，与癌共存

一名癌症医生的布道之路

雲老先生顯然已經從治療中恢復過來了。他緊緊握住我的手，看著我，半認真半開玩笑地問：「我還能活幾年？能長壽嗎？」

據統計，中國男性平均壽命為七十八歲。雲老先生今年八十五歲，已屬「長壽」了，但我認為，如果合理地「智慧治療」，他會繼續長壽！

長壽和癌症，是人們常常關心和議論的課題。這裡，有幾個問題值得討論——

第一，癌症是「長壽病」。換句話説，癌症好發於老年人。早在六十年前，有人就發現，接受屍體解剖的七十歲以上男性中，25% 以上曾患有浸潤性前列腺癌，在九十歲以上的男性中，這個比例更大。據中國廣東的統計，癌症發病率在二十歲以內為 31/10 萬，四十～五十九歲為 231/10 萬，六十～七十九歲為 688/10 萬，八十歲以上為 1001/10 萬。全世界範圍內，六十二種主要癌症大部分發生於年齡大於六十歲的人。所以，壽命越長，癌症也越多。有人開玩笑 地説要想避開癌症，最好的辦法就是早點死。

第二，為什麼長壽的人生癌多？這是一個爭論不休的問題。正常細胞的 DNA 總在不斷複製，如果這個過程走 歪了道，向錯誤的方向發展，突變發生，就形成癌細胞。為什麼 DNA「走歪了道」呢？最重要原因是外周環境的「逼迫」，例如煙草中的尼古丁、食物中的有害物質、大氣污染物等，可持續地傷 害 DNA，讓細胞的複製不走「正道」。壽命越長的人，接觸不利環境 的機會越多，DNA 受到的「逼迫」和傷害也越多。DNA 上有一種特殊的基因叫 p 53，像看門人一樣，監視著 DNA 的複製過程。一旦 DNA 受損，p53 就自告奮勇地啟動，產生相關蛋白，或者「命令」DNA 暫停複製；或者讓其休息下來，慢慢修複；或者乾脆讓已發生突變的細胞自殺凋亡，以免留下後患。老年人的 p 53 基因也變得衰老，上述功能減退，以致那些突變的「壞細胞」會無法無天地存留下來，形成癌症。另外，老年人免疫細胞的數量及其功能均降低，對體內出現的突變細胞缺乏監督能力，更促進那些「壞細胞」無法無天地發展下去。

第三，老年人患了癌症，能不能「長壽」？二〇一四年初，我們在病房裡為一位患胃癌的老人舉行了「百歲壽」。老人是一位高級官員，九十五歲時患了胃癌，接受了手術。兩年前，癌症復發，轉移到腹腔，來到我院，接受了微創消融。雖然已經如此長壽，老人的子女仍然盼望他更長壽！

幾年前，我去看望一位九十一歲的老人。他住在老人康復病房，一見到我，就興奮地告訴我，他很開心，因為他見到重孫了。原來六年前，我去江門義診，看到他。他患肺癌，已經轉移到胸膜和縱膈淋巴結。由於年齡大，兒女不積極為他治療，他本人也「放棄」了，我勸他來醫院接受了冷凍等幾項治療。那次我去看他，發現他身上的腫瘤仍存在，但沒有威脅他的生活和生命，是典型的「與癌共存」。

老人體內「機器」老化，心、肺、腎功能均衰退，治療癌症時一定要「手下留情」，採用「溫和」的智慧治療。幾年來，我提出的「3C+P」治療模式，現在已越來越多地被接受，其基本原則就是採用冷凍、血管介入和免疫等微創措施，按照患者具體情況，實施「個體化」治療。本文開頭講的雲老先生就是接受了這種治療。

這幾天，一位新加坡的七十四歲老先生和我頻繁用 E-mail 交流。他患腎腫瘤，當地醫院預定幾天後為他做腎切除。他來信問我可否不開刀，做冷凍治療。他有高血壓、糖尿病，怕手術創傷大，「吃不消」。我回答可以手術，也可以冷凍。冷凍是不開刀，在 CT 或超聲引導下經皮穿刺進行，是微創治療。他又問哪種成功率高。我説，治療目的是活下來，沒有痛苦，不僅僅是去掉腫瘤。如果腫瘤去除了，但人活不下來，那是治療失敗。何種治療方法好？這不僅要看能否去掉腫瘤，而且要安全渡過「治療關」。

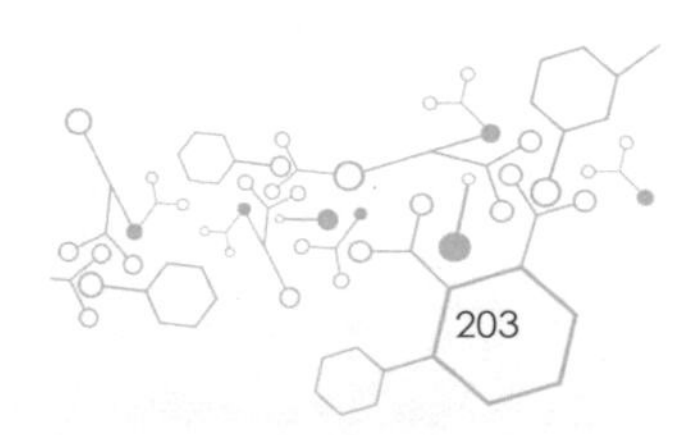

治療癌症的哲學思考症

生命，才是我們工作的原點，一切的科學思考與手段選擇都必須圍繞這個原點，並爲這一原點服務。

二〇一五年一月二十五日，星期天，我接待了一位病人——

病人女性，七十歲，發現右上肺非小細胞性肺癌已兩年。發現時已有縱膈淋巴結轉移，被確定為 IIIB 期。初診的醫院沒有為她做手術治療。

EGFR 突變陽性，於是接受分子靶向藥物厄洛替尼 (Erlotinib)。幾周後，腫瘤縮小。繼續服藥，腫瘤有進一步縮小趨勢。但六個月後，腫瘤重新長大。醫生讓她改服同類的吉非替尼，腫瘤從 4 釐米長至 8 釐米，接受了化療，病人不能耐受。此時，某醫院正進行一種新的分子靶向藥臨床試驗，該藥與患者以前服用的靶向藥屬於同一類型，但主要是治療對厄洛替尼或吉非替尼耐藥的肺癌，免費，只有「幾個人份」，病人和家屬很珍惜這一難得機會。

我和牛立志院長一起，看了她帶來的 CT 片。右上肺大塊腫塊，約有 10 釐米，邊緣不清，合併有肺不張，有少量胸腔積液和心包積液。伴有骨轉移。她説，原先走路尚輕鬆，現在有些氣急了。

同來的有她的女兒，一位 CEO，還有她的兒子和朋友。他們的問題有兩個：第一，我院有什麼治療措施？第二，可以接受新的靶向藥試驗嗎？他們請我們幫助抉擇。

對於第一個問題，我們的回答是可以採取綜合治療。進展期癌症治療的目的是延長患者生命，改善生存品質，與癌共存。任何單一治療可能都難以達到這個目的，而聯合的、多學科綜合治療，既「消滅」癌細 胞(採用消融技術，例如冷凍、微血管介入)，又「改造」機體(免疫治療)，也許可以達到這一效果。這些治療，必須是微創或無創的，有助於維護人的「正氣」，維護免疫功能，不要讓治療本身給病人帶來額外痛苦。

二〇一〇年，我們曾經訪問了 98 例於二〇〇五年前在我院治療的肺癌病人。這些病人均經病理學檢查，確診為非小細胞性肺癌，均為 IIIB 或 IV 期，當時預期生命不超過半年，他們均接受了以冷凍、血管介入和免疫為主的綜合治療。結果：生存 1、3、5、7 年和 10 年的患者分別有 37、15、7、3 例和 1 例。這個數字似乎太少，但考慮到患者如果不接受這些治療，幾乎不可能活過 1 年，那就可以認為，這些資料可以稱得上是小小的「成就」了。

我一直為以下的朋友感動——

東南亞某國衛生部部長，在體檢中發現肺癌，已是晚期，有胸膜、肺門、鎖骨上淋巴結轉移。她說：「命運確定我罹患癌症，而且是晚期的。時間對我來說成為奢侈品，因為我所獲的不再很多了，我和丈夫考慮了各種醫療和醫療地點，加上關心我的同僚們的意見，最後我們決定選擇廣州復大腫瘤醫院、徐克成教授及其醫療組的治療。」她在我們醫院治療後，三個月時復查 CT，發現其肺部癌腫已「無活性」。兩年後，她應邀參加我院新院區開張典禮。在日內瓦 WHO 會議上，她見到我國衛生部時任 部長陳竺，感謝中國為她進行了有效治療。陳部長後來讚揚我們「為中國爭了光」。

孔子七十五世孫，我在一年前曾經寫過有關他的故事。他患的是「晚期肺癌」，在常規治療無效的情況下，來到我院接受冷凍等治療。去年初，我見到他時，他已健康生存六年。一個月前，他來接受免疫治療。我去見了他，高興地與他拍照。

湖南益陽的魯先生，二〇〇二年患上肺癌，某腫瘤醫院告訴他，只能活 100 天。他痛苦地天天計算著在世的時日，但又不甘心，來到我院接受綜合治療。如今，他在家含飴弄孫，頤養天年。

「綜合治療」，不可能都有效，但有可能給病人帶來長期生存的希望。

對於第二個問題，主要涉及對分子靶向藥物的評價。

二十世紀九〇年代，選擇性 Bcr-Abl 酪氨酸激酶抑制劑伊馬替尼 (Imatinib) 的推出，徹底改變了慢性髓性白血病的治療和預後，接受治療的慢性期患者七年生存率達 90% 以上。伊馬替尼對胃腸間質瘤也有明顯效果，可使復發性轉移灶病人的中位生存率延長至 54 個月。上述治療的成功，開啟了針對某些癌症特殊異常分子進行靶向治療的時代。

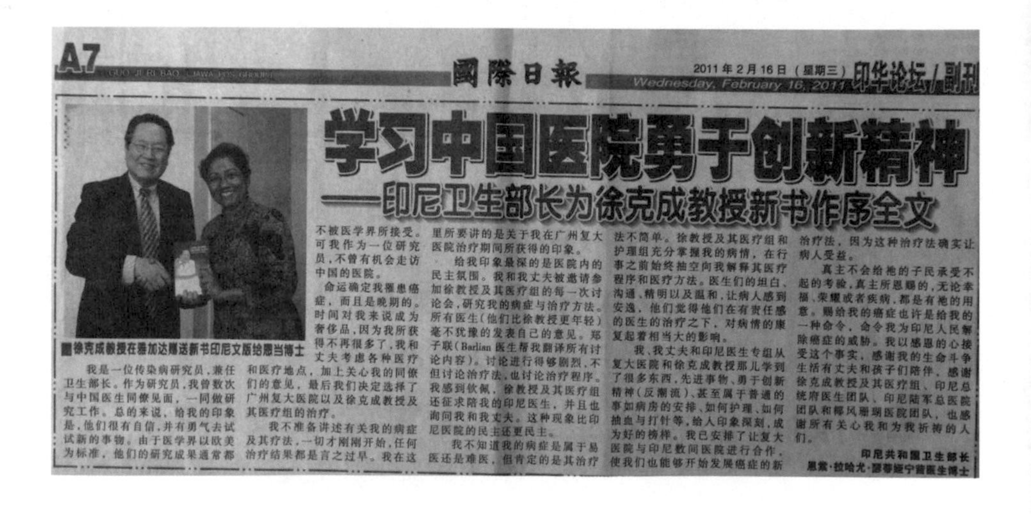

A7 GUO JI RI BAO JAWA POS GROUP 國際日報 2011年2月16日（星期三） Wednesday, February 16, 2011 印华论坛/副刊

学习中国医院勇于创新精神

——印尼卫生部长为徐克成教授新书作序全文

徐克成教授在雅加达赠送新书印尼文版给恩当博士

我是一位传染病研究员，兼任卫生部长。作为研究员，我曾数次与中国医生同僚见面，一同做研究工作。总的来说，给我的印象是，他们很有自信，并有勇气去试试新的事物。由于医学界以欧美为标准，他们的研究成果通常都不被医学界所接受。可我作为一位研究员，不曾有机会走访中国的医院。

命运确定我罹患癌症，而且是晚期的。时间对我来说成为奢侈品，因为我所获得不再很多了，我和丈夫考虑各种医疗和医疗地点，加上关心我的同僚们的意见，最后我们决定选择了广州复大医院以及徐克成教授及其医疗组的治疗。

我不准备讲述有关我的病症及其疗法，一切才刚刚开始，任何治疗结果都是言之过早。我在这里所要讲的是关于我在广州复大医院治疗期间所获得的印象。

给我印象最深的是医院内的民主氛围。我和我丈夫被邀请参加徐教授及其医疗组的每一次讨论会，研究我的病症与治疗方法。所有医生（他们比徐教授更年轻）毫不犹豫的发表自己的意见。郑子联（Barlian 医生帮我翻译所有讨论内容）。讨论进行得够剧烈，不但讨论治疗法，也讨论治疗程序。我感到钦佩，徐教授及其医疗组还征求陪我的印尼医生，并且也询问我和我丈夫。这种现象比印尼医院的民主还更民主。

我不知道我的病症是属于易医还是难医，但肯定的是其治疗法不简单。徐教授及其医疗组和护理组充分掌握我的病情，在行事之前始终抽空向我解释其医疗程序和医疗方法。医生们的坦白、沟通、精明以及温和，让病人感到安逸，他们觉得他们在有责任感的医生的治疗之下，对病情的康复起着相当大的影响。

我、我丈夫和印尼医生专组从复大医院和徐克成教授那儿学到了很多东西，先进事物、勇于创新精神（反潮流）、甚至属于普通的事如病房的安排、如何护理、如何抽血与打针等，给人印象深刻，成为好的榜样。我已安排了让复大医院与印尼数间医院进行合作，使我们也能够开始发展癌症的新治疗法，因为这种治疗法确实让病人受益。

真主不会给祂的子民承受不起的考验，真主所恩赐的，无论幸福、荣耀或者疾病，都是有祂的用意。赐给我的癌症也许是给我的一种命令，命令我为印尼人民解除癌症的威胁。我以感恩的心接受这个事实，感谢我的生命斗争生活有丈夫和孩子们陪伴，感谢徐克成教授及其医疗组、印尼总统府医生团队、印尼陆军总医院团队和椰风珊瑚医院团队，也感谢所有关心我和为我祈祷的人们。

印尼共和国卫生部长

恩当·拉哈尤·瑟蒂娅宁西医生博士

但是，目前對分子靶向治療有效的癌症，其分子靶點均較單純。絕大部分癌腫生長、侵襲和轉移相關的分子靶點很複雜，抑制其中一個或幾個靶點，不能有效抑制癌細胞。例如胃癌，已發現的胃癌相關分子多達 200 個，抑制哪個分子靶點有用，目前尚無定論。這就好像要攻擊一部正在快速行走的汽車，如果只破壞其一個輪子，汽車會停下來，但不會長久，輪子修好或更換後，汽車會再度行走。已知與癌症相關的基因有數萬多個，其中少數可作為治療的靶點，迄今尚無有同時針對如此多靶 點的藥物。

非小細胞性肺癌的分子靶向治療，目前主要針對表皮生長因數受體 (EGFR)。在 EGFR 突變的患者中，小分子激酶抑制劑吉非替尼或厄洛替尼，能使患者的病變停止發展，但一般在六～十個月以後，無一例外地發生耐藥，疾病重新進展。耐藥者中，半數的癌細胞發生新的 EGFR 突變，稱 T790M。有報告稱，應用 EGFR 抗體即西妥昔單抗 (Cetuximab) 加上新的激酶抑制劑阿法替尼 (Afatinib) 或來那替尼 (Neratini)，可抑制 T790M 陽性癌細胞 。一份二〇一四年發表的文獻表明，應用該聯合治療者無 進展生存期為 4.7 個月。

前述那位肺癌患者，在應用分子靶向藥物後，腫瘤一度縮小，但疾病無進展期僅半年左右，目前已發生耐藥。某醫院要她接受臨床試驗，所用的藥物即是針對 T790M 陽性癌細胞的藥物。該藥是中國開發的產品，目前尚無臨床資料，但估計其效果相當於同類藥阿法替尼。接受這一靶向治療，或許會有四～六個月有效期。這一效果，對於「科學」來説，是貢獻， 也是偉大的。我們鼓勵病人參加「試驗」。但必須讓病人明白，絕大多數分子靶向藥物不可能明顯延續生命，還要準備接受其不良反應。最後的結局肯定是「無效」。

中國著名腫瘤專家湯釗猷院士在他的《消滅與改造並舉》一書中，

告誡稱「分子靶向藥物有作用，也有反作用」。二〇一〇年，世界著名權威雜誌《柳葉刀——腫瘤學》發表一篇文章，指出：「分子靶向治療對多種腫瘤有效，但完全緩解少見，耐藥和復發常見」「用藥3年的患者，病情會加劇」。湯釗猷院士的研究表明：一些以阻斷腫瘤血液供應為主要機制的分子靶向藥物，會加劇腫瘤組織缺氧，促進上皮一間質轉化，誘導癌細胞轉移，即反作用。

湯釗猷院士主張治療癌症應從「消滅腫瘤＋消滅腫瘤」模式變為「消滅腫瘤＋改造腫瘤/改造機體」模式。這也是我們實行「綜合治療」遵循的原則。湯院士在二〇一三年二月寫給我的郵件中說：「自從到您處參觀後，我深感您在腫瘤診治上開闢了一條新路。過去說發展是硬道理，現在說轉型也是硬道理。實際上，只有不斷變革才有出路，而變革是沒有窮盡的。您在腫瘤臨床開闢了變革的新路，這是最難能可貴的。相信會對更多癌症病 人帶來好處……」

到底是參加「試驗」，還是接受「綜合治療」？如果單純從「科學」來看，抉擇是艱難的。人們說：科學解決不了的問題找哲學，哲學解決不了找上帝。對於病人來說，首要的是延續生命。哪種措施能給我們更多的生存希望，哪種就是抉擇的依據。事實上，如果用哲學原理去思考，去判斷，選擇接受何種治療，就是艱難而又簡單的事了。

生命有限，愛情無限

我的生命有限，你卻給我無限的愛。

愛是什麼？是一種感覺，是一種身心超越現實的純美反應，牽動著整個身心和悲喜情緒愛是一種思緒，似藍天裡飄蕩的白雲；愛是陽光，是風，是空氣。

愛情是什麼？是愛的最純最真的結晶。愛情的滋味是愉快的、甜蜜 的、相思的、懷念的、陶醉的、情緒的，是勇敢、信賴、誠意、奉獻、責任、體貼的融合。相愛是相互祈願幸福、快樂、平安，永遠陪伴。

愛的力量巨大，不是理智可以控制的。為了愛，可以興起一場戰爭；同樣，真正的愛和愛情，可以讓軀體的病痛消散。在我院的病房裡，一位俄羅斯小夥子的愛，化解了一位俄羅斯姑娘的癌症之痛。

二〇一五年三月二十九日下午，在復大腫瘤醫院七樓大廳裡，上演了一場現實 版的「愛情童話」——俄羅斯小夥迎娶癌症女友！

伴隨著溫馨浪漫的婚禮進行曲，美麗的俄羅斯姑娘塔蒂亞娜穿著夢寐以求的潔白婚紗，坐在用鮮花裝飾的輪椅上，由安德列推著，從紅毯上緩緩走進了復大工作人員精心佈置的婚禮「禮堂」，會場頓時響起了歡呼聲和掌聲，新人的親朋、復大的工作人員以及前來祝福的人早已在此等候。

塔蒂亞娜年僅二十七歲，是俄羅斯符拉迪沃斯托克人。二〇一四年十二月她被查出患有晚期腫瘤伴骨盆及腹部轉移。噩耗把這位美麗的俄羅斯女孩擊垮了，男友安德烈得知後不僅沒有嫌棄，還一直在她身旁照顧她、支持她，陪伴著她奔波於各個醫院。

塔蒂亞娜的病情並沒有因為兩人的真情而慢下腳步，當地的醫院已無法再治療，急得安德列常常躲在一旁掉眼淚，但是他知道不能放棄。

在男友的鼓勵和陪同下，二〇一五年二月塔蒂亞娜來我院接受治療。當時她被病痛折磨得異常消瘦，呼吸困難，無法進食，只能喝水，嚴重營養不良。經檢查，發現塔蒂亞娜的腹腔、盆腔、右膝有多發轉移瘤，完全性腸梗阻及大量胸腹腔積液幾乎把她的腹部撐破。塔蒂亞娜已經站在了死亡的邊緣！

我們緊急為她進行了回腸造口手術，術後給予營養、白蛋白、止痛支援以及抗感染等治療。經鎖骨上淋巴結穿刺活檢，最終確定塔蒂亞娜罹患的是轉移性腺癌。經過兩個多月的治療，塔蒂亞娜的病情逐漸好轉，逐漸能吃流食和少量軟食，病情趨於穩定，但預期生命有限。為完成女友的夙願，安德列決定在中國完成兩人的婚禮，他邀請了在中國的俄羅斯朋友見證兩人「你若不離不棄，我必生死相依」的愛情。

原來以為只有在電視劇或電影中上演的鏡頭卻在現實中發生了。消息一傳出，醫務人員、其他住院的患者及家屬都感動不已，亦心疼不已，大家自發為兩位新人準備婚禮事宜。

輪椅用鮮花和綢帶裝飾，成為「婚車」；復大騰出一間 VIP 病房，裝飾有濃濃中國情的「囍」字，床上鋪滿花瓣，成為婚房；七樓會議廳擺上紗簾，鋪上紅毯，用氣球裝飾成心形拱門，成為禮堂。而這一切的費用都是由復大醫院員工自發捐助的，費用缺口由醫院的貧困救助基金補上。

三月二十九日，塔蒂亞娜早早就醒來，雖然身子虛弱，但眼神卻是溫暖明亮的。她溫柔地看著身旁靜靜為她梳頭的安德列，笑靨如花。病房外早已有不少前來參加婚禮的人，其中不乏與新人素未謀面的人，他們帶著祝福前來。已經無法正常行走的塔蒂亞娜坐在安德列「駕駛」的「婚車」上，

來到禮堂。不小的禮堂已被擠得只剩下中間紅地毯的位置。當安德列道出愛的誓言，並為新娘戴上戒指時，塔蒂亞娜哽咽地說：「一路走來，感謝你一直默默地照顧我，給予我的愛。雖然我的生命有限，你依然給我無限的愛情。還要感謝復大，這裡的醫生和患者之間不是簡單的醫患關係，而是朋友關係。謝謝你們給我們這麼完美、這麼難忘的婚禮。」在場的賓客無不動容。愛可以跨越生死別離。安德列給予塔蒂亞娜的愛情，讓這位姑娘堅強地活下來了。她頑強地接受了冷凍、介入等一次次治療，幾次從死亡邊緣走向新的生命高度。每次，當我去到她的病床前，她都將我的手緊緊握住，眼睛發亮，用清晰的俄語說：「我相信奇蹟，因為有愛，它來自我的丈夫，也來自你們。」

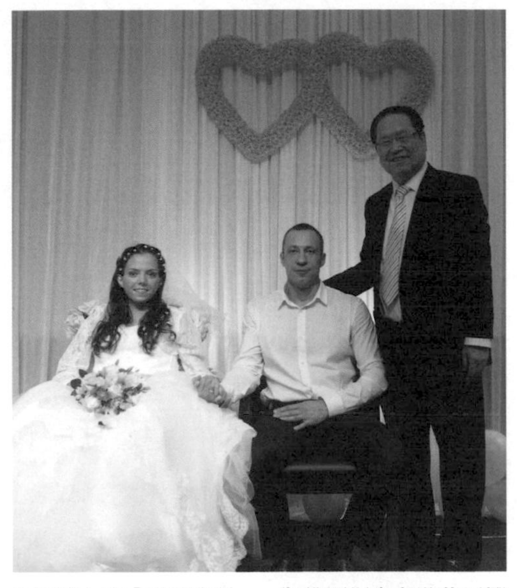

↑我院上演「愛情童話」，為俄羅斯患者塔蒂亞娜舉辦婚禮。

姑娘的癌症不可消除，她是在「與癌共存」。「共存」需要正能量，這就是愛。我們講「呵護癌症」，就是用愛(免疫功能增強)去「平抑」化解癌症的「兇氣」。中國有句俗話：醫者父母心。在臨床治療癌症 時，尤其要把關愛帶給病人。

情牽民都魯

患者的康復，是醫生最大的幸福。

民都魯，是馬來西亞東部一個面向南海的城市。也許很多人都不知這個位於婆羅洲島中北部、盛產石油和天然氣的小城，我卻對其有著深深的眷戀和嚮往。

兩周前，我正在日本開學術會議。醫院告訴我，應民都魯華人社團邀請，那裡將舉辦癌症預防討論會，希望我參加。我沒有遲疑，一口答應。民都魯，那是牽動我許多情愫的地方！我的思緒一下回到二〇〇六年一月，第一次來到民都魯。我走下飛機，機場內，百餘華人舉著五星紅旗，拉著數米長的歡迎橫幅迎接我們。一些曾在我院治療的病人，一起上來擁抱我。我流淚了，同是龍的傳人，無論在哪裡，都是血濃於水。

記得大學期間，班上不少來自東南亞的歸僑同學。當時中國正處在三年自然災害期，每次上街，買個大餅，吃碗麵條，華僑同學爭著付錢。當時我想，將來「成功」了，一定好好感謝華僑同學。現在，到了華僑華人聚居的民都魯，看到那一張張同樣膚色的面孔，又看到經過自己努力，成功治癒的華裔病人，我仿佛看到了我的華僑同學。「同學，我來了，來 感謝你們了！」我心中充滿感動、感恩和感激之情。

就是那次從民都魯回國後，我被「強迫」做了 PET-CT，查出肝內有瘤子，又被切除了整個肝左葉。雖然後來病理證實是十分毒的惡性物，但我活下來了，且活得有品質，十年後的今天依然不感到「衰老」。到我院來看我的民都魯朋友説，是民都魯的「神氣」注入了我的身軀。那次在民都魯時，曾在我院切除胸腺癌的陳愛香女士，硬拉著我去教堂，感受上天之愛。後來，當民都魯朋友得知我生病後，他們多次為我祈禱。對此，雖 然我難以認同，但感激之情卻植於內心。

這次來民都魯，走出機場，在歡迎的人群中看到許多熟悉的面孔。當地僑界的幾位「大佬」都來了。陳愛香最興奮，拉著我，迫不及待地講述近年來的經歷：每天開車一小時去到外甥管理的林場，為來自印尼的伐木工人送去茶水，順帶些日用品售賣，賺點「小錢」。她很滿足、很開心，特別感恩復大腫瘤醫院。

那是二〇〇四年，愛香來到我院，氣喘吁吁，面色青紫。CT 顯示其心臟後方有一拳頭大小的腫瘤。我們為她剖胸探查，發現腫瘤與主動脈和心包黏連，冷凍活檢顯示為胸腺癌，按常規無法切除腫瘤。記得當時我們緊急會診，決定先用氬氦冷凍探針將腫瘤周邊部逐點冷凍，再用手術刀一塊塊分離，最後將瘤子全部切除。這是剛剛成立的復大腫瘤醫院第一次開展的最大的胸科手術。術後，主刀的牛立志博士在病房守護了五天五夜。到今天，術後十二年了，她的病應該是治癒了。我看看比我小十幾歲的愛香「癌妹」，她面色紅潤，走路快捷，身穿 T 恤和白色長裙，看起來 比以前更年輕了。我問她，頭髮染過嗎？她笑著説「幾乎沒染過」。頭髮是健康的標誌，看到她的一頭黑髮，我似乎看到了她的幸福。愛香告訴我：小喧天天盼望你這位爺爺到來呢！小喧，我正念著她呀，該二十歲了吧，一定長成大姑娘了！這些年來，我的耳邊常會響起她電話裡那稚氣的聲音：「爺爺，你們真了不起的，我們愛你！」

那是二〇〇六年十月，一位心懷惡意的人，編造了一條假資訊，發到吉隆坡的一家報紙，説復大腦外科的走廊裡，都是幽靈在晃動 ...... 一時間，一些喜歡獵奇的媒體，鋪天蓋地都是關於復大的假新聞。當天下午，一個來自馬來西亞的電話打給我和吳念曾教授，打電話者就是年僅九歲的小喧。幾天後，馬來西亞的朋友在吉隆玻為復大腫瘤醫院召開記者 招待會，揭露真相，小喧的父親和愛香專程飛往吉隆玻，在會上訴説在復大治療的感受。

小喧患的是腦膠質瘤，二〇〇五年底在沙撈越的古晉開了刀，切除了腫瘤的三分之二。醫生告訴她的父親，幾個月後肯定復發，結果肯定很慘，要他們尋找新方法治療。

小喧父母到處打聽，得知廣州復大腫瘤醫院有一種「瘤床局部免疫療法」，可預防復發，於是收拾行李，抱起小喧，飛來廣州住院。

我院開展的「瘤床局部免疫療法」，主要治療腦惡性腫瘤，包括腦膠質瘤，是吳念曾教授獨創的絕門。

那是二〇〇二年，我偶爾聽到江蘇有位退休的腦外科老醫師，姓吳，他治療的腦膠質瘤很少復發。我不是腦外科醫生，但我知道腦膠質瘤極難治療，好似韭菜，長了割，割了再長，再割，再長，接受七八次手術的不為 罕見，病人多數在幾個月或幾年內死亡。

我十分興奮，馬上飛往江蘇，找到吳教授，又讓他陪我去看望一些他曾治療過的病人。在安徽，一位十年前接受吳教授治療的病人，如數家珍地訴説吳教授的「恩德」，一邊説，一邊哭，又一邊笑。我激動得全身發熱。隨後，我幾經努力，終於動員吳教授來了廣州。小喧來到我院，檢查發現第三腦室附近有一個 3、4 釐米大小的瘤子。腫瘤阻塞了腦脊液流動，引起腦積水。吳教授給小喧打開顱腔，儘量 切除了殘存腫瘤，先在第三腦室埋置一根細長導管，再將其穿過頸胸部皮下隧道，另一端埋入腹腔，將腦脊液引入腹腔。再在瘤床裡埋上一個治療 囊，囊的開放端埋於瘤床底，底部封閉端置於頭部皮下，術後定期向囊內注射促進免疫的製劑。

出院後，小喧在父親帶領下，每隔一個月就來到復大，接受囊內注射治療。小喧很頑強，每次注射後，總要發熱，有時達 40° C。她知道這是正常反應，不哭不叫，咬著牙挺過去。她父親總是抱著她進出海關進出 醫院，由於他皮膚黝黑，人們送給他「海盜父親」的雅稱。

這次我到民都魯的第二天，小喧一家就開了兩個小時的車趕來看我。小喧長高了，圓圓的面孔上鑲著一雙烏黑透亮的大眼，兩頰的酒窩更顯少女的靚麗。見到我，小喧一下子撲到我懷裡，緊緊地抱住我，眼睛裡冒出淚花。我情不自禁地吻了她的面龐，又透過她烏黑的頭髮，摸摸她左側頭皮，那兒有一小小隆起，就是十年前吳教授為她埋下的治療囊。

小小囊，好神奇呀！吳教授正是應用這神奇的治療囊，一種便宜而簡易的絕門治療手段，挽救了數百名腦瘤患者的生命。小喧就是其中一個。

小喧告訴我，她去年高中畢業，現在在距家三小時車程的詩巫讀大學預科。她的妹妹已經上了大學。我問她，將來準備學醫嗎？她搖搖頭，説華人學醫在這兒很難。我暗自打定主意，回廣州後與暨南大學醫學院聯系，看能不能讓她來中國讀書。從死亡邊緣回來的人，將來做醫生一定特別有愛心！

民都魯真是一個人傑地靈的地方。吃飯前，陳愛香做了一段不短的禱告，説由於主的保佑，曾在復大治療過的病人都很感恩，也很心善，都在享受神的恩典！事實確是如此。一位四期淋巴瘤的年輕人，現在淋巴結腫已全部消退；一位七十歲的老企業家，右肺門有巨大腫瘤，經碘粒子植入後，已經穩定下來，準備接受免疫治療；一位有六個兒女、正安享晚年的老華校校長，五歲被父親從福建帶來民都魯，一年前患腸癌肝轉移，先後來復大六次，如今腫瘤已基本消失。他邀請我去他家，看他當校長時獲得的獎品。如今他和太太每天的任務就是去教會做義工。

讓我想不到的是，一位胰腺癌患者竟讓我幾乎認不出來了。她身穿紅色上衣，頭髮整齊漆黑，說話總是帶著笑。我想起十七個月前，在我院南院區，她也是穿著紅衣，我們一起照了相。她姓李，四十五歲。那時的她，面色萎黃、滿面倦容，腫瘤已轉移到肝和胰週邊淋巴結。剛做完膽總管置管和腫瘤冷凍時，黃疸還未退 ，上腹仍然不時疼痛。這次見面，她告訴我，現在除了有時胃脹外，已經無不適了，體重恢復到原來的六十五公斤， CA19-9 僅有 0.69 了。

我研究胰腺四十年，對胰腺癌治療的任何一點進步都十分關注。一個轉移性胰腺癌病人已生存十七個月，而且還在無症狀生存下去，我為她高興，作為曾參與為她治療的醫生，更是十分欣慰。

正在與她交談時，我手機微信中傳來了一個「緊急求救」，是深圳一位朋友的朋友發來的。他的老伴患了胰腺癌，接受了手術，已經肝轉移。李女士看到我要為深圳朋友回信，馬上說：「院長，我有好主意。你給我錄影，發給你那深圳朋友，讓她跟我一起抗癌吧！」

我笑了，在場的人都笑了。

這就是讓我情牽的民都魯和善良的民都魯人。感恩！

附 錄
媒體報導（選摘）

一名癌症醫生的佈道之路

徐克成：與癌作戰，與癌共存

2014-05-22　南方週末

◆癌症冷凍療法的中國第一人徐克成，也是患癌八年的倖存者。他對待癌症的樂觀方式，接待患者的就診模式，正在影響著這一行業。

◆徐克成願意把「沒有治療價值」的病人接到自己的醫院診治。他為沙烏地阿拉伯一位十一個月患兒成功切除了巨大腹部畸胎瘤，救治的理由卻不能再簡單了，「我看見她的眼睛很亮」。

◆徐克成反復改變人們對癌症的一些錯誤認知，並希望人類最終能與它和平共處。他把這比喻 為「與癌共存」。腫瘤其實是一種慢性病，帶癌生存是完全可行的。

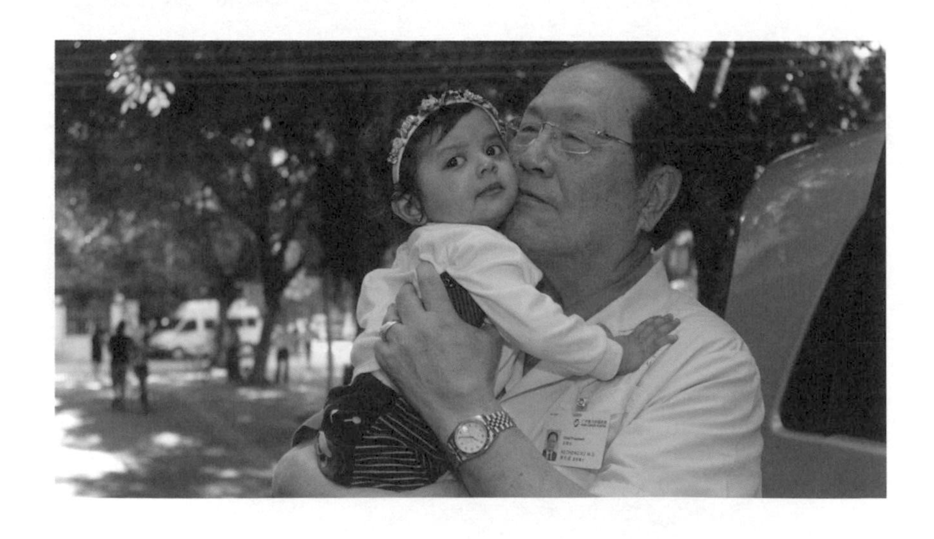

凍死癌細胞「第一人」

二〇一四年五月十七日上午，廣州復大腫瘤醫院(以下簡稱復大醫院)一樓。一名四十九歲的菲律賓籍患者躺在手術臺上。醫生正在觀察他的肺部成像，黑色陰影是腫瘤。儘管治療癌症的方法已逐漸多元，但人類對這片黑色陰影依然有許多未知。

「病灶有兩個。」梁冰醫生是這次手術的主刀。他要透過電腦監控，精確定位找到腫瘤，把灌入冷凍氬氣的穿刺刀，經皮穿刺到病灶點。氬氣在刀尖急速膨脹，形成冰球，幾秒鐘內便可降至零下 140 ℃。四根穿刺刀依次勻速緩慢地進入病灶，刀尖釋放冷氣形成冰球，將腫瘤完全包裹在內，核心區的癌症細胞 會被完全凍死。之後，再利用氦氣 迅速回溫。冷熱只局限在刀尖，不會在穿刺過程中對周邊細胞、組織 產生損傷。

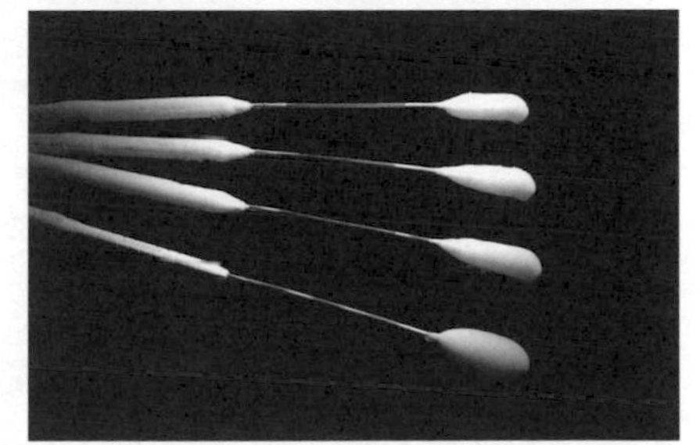
↑冷凍探針形成的冰球

他所進行的是國際上新興的一 種腫瘤微創治療方法——氬氦刀冷凍療法。事實上，復大醫院已經為超過 7000 例患者做過冷凍手術，全國乃至全世界冷凍手術最多的病例都出自於此。

「這並不適用於所有癌症，但對肝癌、肺癌、前列腺癌、腎癌、胰腺 癌效果很好。」在復大醫院院長牛立志博士看來，冷凍療法對病人的創傷可 以忽略不計，是不能接受手術切除，放、化療又失敗的患者的最佳選擇。

這是一家頗為特別的醫院。作為衛生部國家臨床重點專科(腫瘤專科)醫院，復大醫院以中晚期惡性腫瘤作為主要治療對象。70% 以上的住院病人都是外國人，來自東南亞、中東、西歐、北美等七十多個國家。對遠道而來的病人免費接機送機，準備好他們來到一個新城市甚至新國家將面臨的一切。有海外患者更是自發建立網站，撰寫就醫經歷，口耳相傳。

這家醫院的靈魂人物是總院長徐克成，復大醫院創始人，也是國內冷凍手術主推者。見到他時，很難想像這是一位七十三歲的老人，走路如風，身板挺拔。在他身上的榮譽不勝枚舉：國際冷凍治療學會(ISC) 主席、2012 年中國衛生系統最高榮譽「白求恩獎章」獲得者……徐克成年過六旬創辦了復大醫院，並在罹患肝癌之後，寫出了世界第一部中英文腫瘤冷凍治療專著《腫瘤冷凍治療學》。而業界對他的評價，不止於此。

「雖然復大是一所民營醫院，但他們並不以追求經濟利益為核心。徐克成在醫院管理上，能真正視病人為親人，可以稱得上是國內民營醫院管理者的楷模。」中山大學附屬第一醫院 (下稱中山一院) 國家重點學科普外科主任、肝膽外科汪謙教授評價道。

沒什麼興趣愛好，除了寫書

「他沒什麼興趣愛好，除了寫書。」復大醫院國際事務部副主任陸天雨說道，有時在飛機上一連幾個小時，別人都在休息，他在電腦前不停地敲字。

辦公室的書架上，整整一層都是他的中英文著作。從醫五十年，他發表的中英文論文 496 篇，出版學術專著 9 本，參編 29 本，共計發表成果 980 萬字。搜索外文醫學最具權威的美國國家醫學圖書館旗下的資料庫 PubMed，近年發表關於胰腺癌冷凍療法的論文，有很多是他和同事寫的。

成就也源自於這些努力。

一九九二年，他在《美國胃腸病學雜誌》上發表的論文，迄今仍被許多實驗室作為診斷肝癌的常規檢測方法。

二〇〇八年，徐克成和牛立志去日本出席第三十四屆日本低溫醫學國際年會， 在規定發言 7 分鐘結束時，警鈴並沒有正常響起，場內掌聲雷動，他又延時 5 分鐘。最終，徐克成獲得了唯一的一枚金獎。「他高興得像個孩子， 拿了 10 萬日元的獎金，但回國後就全部捐出去了。」牛立志說。

二〇〇九年，第十五屆世界冷凍治療大會上，設了兩個專場：一是「世界優秀的冷凍治療中心」——廣州復大腫瘤醫院、美國 Mayo Clinic；二是「胰腺冷凍」——廣州復大腫瘤醫院。「在國際學術大會上這樣的設計和安排，我從未見過，也沒有預先接到通知。」徐克成想都不敢想。

之後，他們獨創了治療模式。「作為一名醫生，我希望給患者提供最合適的「智慧型」治療；作為一名癌症患者和倖存者，我希望醫生能為病人提供最合適、最少痛苦的治療。」徐克成說。

這得到了中國科學院院士、「中國肝膽外科之父」吳孟超的褒揚，「復大腫瘤醫院治療腫瘤具有獨創性，我從中受益甚多」。

「直到現在，還沒有任何一種單一療法可以對癌症起作用。主流治療方法仍是以手術為主，冷凍療法較為小眾。」中山一院普外科主任醫師、美國外科學院院士石漢平是徐克成的朋友，二人經常互相切磋會診。

醫學界一致認可的是，如果早期發現和切除腫瘤，癌症治癒的可能性非常大。但早期發現難度極高——直徑不到一釐米的腫瘤很小。

「大多數患者確診時，已經失去手術機會了。80% 的癌症對化療不敏感，放療也是如此。」徐克成說。

沒人會想到當了一輩子腫瘤醫生的徐克成會患上癌症。二〇〇六年一月， 他被查出膽管細胞性肝癌，文獻稱存活率只有 3%。

儘管震驚，但他很快平靜下來，「我需要盡快治療」。復大醫院黨委書記吉琳記得，手術後 15 天，徐克成就從病床上爬起來為貧困患兒會診了。

徐克成的工作習慣一直沒變：每天早上按時查房，隨時接待病人，辦公室內間有張床，累了便休息片刻，晚餐也通常是醫院食堂裡的一碗清水麵，同行甚至會在半夜 12 點接到他的諮詢電話。

「我閒不住，一閒，就覺得生命縮短了。生病後的效率遠遠超過了病前，最重要的書都是生病後編的。」只爭朝夕的迫切，只有他自己明了。現在，他的各項指標已完全正常，看上去與常人無異。他的平和、達觀也深深影響著整個醫院。

「我們就需要這樣的好人，所以留下他。」石漢平為他感到舒心。

治癌症，首先要治心病

復大醫院的病人多半來自國外，也有在國內別的醫院認為是醫治無效，或者其他醫院不願接收的病人，往往是癌症晚期，失去了手術治療時機的病例。「有些晚期病人我們無法收住入院，因為還有更多早期的病人更需要救治。」 汪謙解釋，對於已經晚期或者遠處擴散的癌症病例，是不適合外科手術的，而公立醫院的醫療容量十分有限，僅我們中山一院， 每天的門診病人就達到 16000 人，很多病例在等待床位住院。

徐克成願意把這些「沒有治療價值」的病人接到自己的醫院診治，利用多種綜合治療方法，先後救助了近 300 名貧困病人，減免治療費用近

500 萬元。他為沙烏地阿拉伯一位 11 個月患兒成功切除了巨大腹部畸胎瘤，救治的理由卻不能再簡單了，「我看見她的眼睛很亮」。

「挑戰癌症必須有新思路，為什麼有些看似『不治』的病人在復大醫院治療後，生存下來，就是堅持了創新治療。」中國工程院院士、上海交通大學醫學院附屬瑞金醫院終身教授王振義院士説。

↓ 2014 年 5 月 17 日上午，梁冰醫生正在對一名菲律賓病人進行氬氦刀冷凍手術。

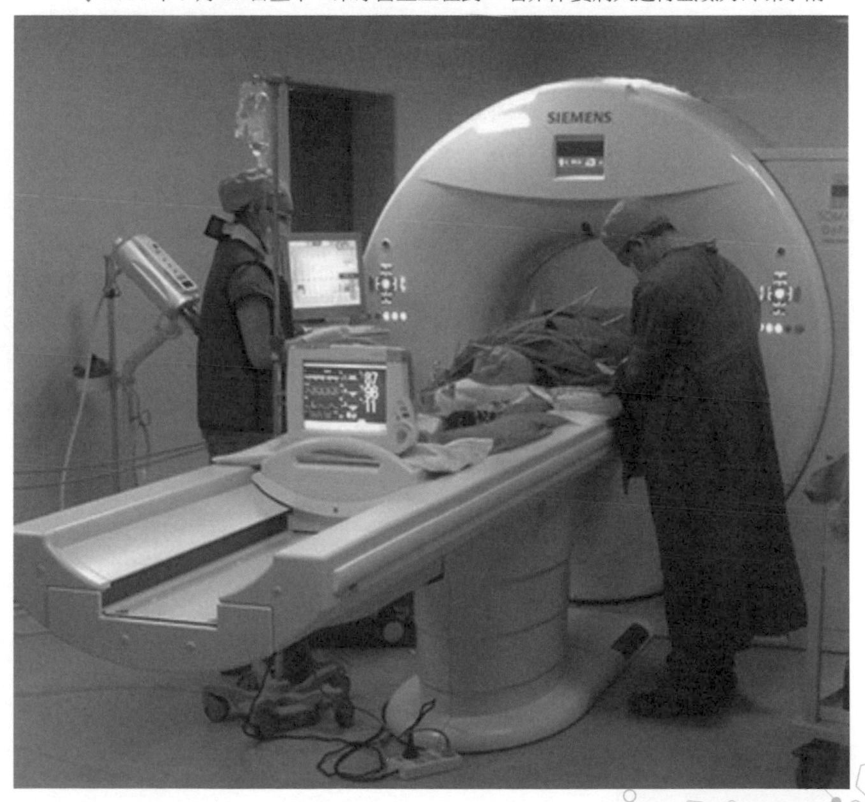

徐克成對待病人的理念，其實是一個常識：以病人為中心。

來自丹麥的郭林 (Gurli) 感觸頗深。二〇〇八年，她發現自己患上了胰腺癌。這種癌症，能手術的病人不超過 5%。「丹麥醫生的判斷是，生命只有 2~3 個月。」她別無選擇地接受了化療，但終日活在惶恐和擔心之中。當在網路上看到復大醫院的患者故事，便決定來中國。

「我的醫生覺得這是發瘋了。」郭林回憶。丹麥政府有一法律：嚴重疾病如癌症患者，如果本國無法治療，可有第二選擇——到外國診治，費用由國家支付。這主要是到美、英、法、德等發達國家，不包括中國。

然而，郭林在復大醫院治療三個月後病情穩定，CT 檢查肝內轉移病灶消失，胰腺病變縮小 2/3。她回國後，丹麥最大日報和最大電視臺都報導了郭林在中國的治療經歷，稱這是「中國醫生的奇蹟」。當年，僅丹麥 就有 113 名癌症患者來到復大就診。

「在丹麥，不少醫生只會心不在焉地聽你敘說病情，甚至沒有任何眼神交流。」郭林認為，把病人當作一個完整的個體，而不只有身體裡的癌症，這是兩地最大的不同。

「他非常棒，能知道我們的感受，要知道，得病是我們人生最低谷的時候。」她用並不標準的英文描述著徐克成。

徐克成也常說，一些病人不是因為患癌死的，而是被嚇死的。他的做法是：告訴病人真相。復大醫院會把制訂的治療方案、實施治療以及治療後怎麼辦都告訴病人。「這很重要，讓我對他很放心。」郭林說。

汪謙也很認可徐克成的治院理念。在他看來，治病一方面是治療生理上的疾病，另一方是疏導病人心理。病人需要更多的是心靈溝通。「如果溝通得好，醫患關係和諧，醫療糾紛就會大大減少，但由於管理體制的缺陷導致大小醫院病人的分佈極度不均，繁忙的醫療工作影響了醫患之間的解釋溝通，這恰恰是當前醫改需要改進的問題。」

「國內民營醫院的文化很少有借鑒意義，而這裡非常不同。」暨南大學醫學院副院長王華東說。

徐克成在建院之初就制定了「高壓線」——如果醫務人員接受了病人的紅包或任何禮物，就必須承擔病人的全部醫藥費，還要接受處罰，嚴重的會被醫院除名。他也反感一些民營醫院漫天飛的虛假廣告，相信好醫 院是口耳相傳的，不需要宣傳。

「制度、道德是最神聖的。一些違反道德制度的行為，已經成為見怪不怪的事，我們不去改變，看似人性化，其實毀了事業。」徐克成明白得很。

對牛立志來説，這裡能有真正的業務競爭。從廣州某家醫院轉來復大的牛立志，覺得這「是一種解放」：醫生不用再去想醫療之外的複雜關係，工作能全身心地投入，競爭的平臺也從國內發展到國外。

汪謙覺得，復大的優質醫療服務模式是國內醫療宣導的發展方向。近年我國出國看病者漸多，實際上，我國的醫療技術和醫療設備絕不比國外差，出國看病者追求和得到更多的是與醫療相關的優質服務。「我們中山一院每天的手術病人，比美國任何一家醫院都要多。我們醫生的業務水平也不會比國外差。但目前由於病人太多，我們無法達到國外的那種總體服務水準。」

「與癌共存」的常識

與癌共存，這也是世界範圍內逐漸接受的觀點。二〇〇六年，世界衛生組織把原來作為「不治之症」的癌症重新定義為可以治療、控制甚至治癒的慢性病。癌症其實就像高血壓、糖尿病一樣，只是一種慢性病，目前雖然不可以治癒，但可以控制。只要採取恰當的治療措施，包括飲食、鍛煉、戒煙、有節奏的作息和良好的生活習慣，這些患者可以和健康人一樣生活。

「很多癌症病人都有復發的可能，他們也無法徹底消除腫瘤。帶瘤生存的時間也可以很長，怎樣減少病人的痛苦，提高帶瘤者的生活品質是 一項不宜忽視的問題。」汪謙教授說。

復大醫院長期住著一百多個中晚期腫瘤病人，而醫護人員共有 450 人，和公立醫院形成鮮明對比。作為總院長，徐克成每天例行查房時，喜歡對患者說：「Follow me（跟隨我）」他明白，來自醫生的鼓勵對病人非常重要。

臺灣的一位乳腺癌病人就要出院了，徐克成特地送她，看她不放心，徐克成拍著她的肩膀說道：「你要開開心心，不要太憂愁，應該隨緣，什麼都要吃，什麼都不要吃得太多，要工作，生命不要看太重。」

病人頻頻點頭，短短幾句交流會極有力量。徐克成知道，病人相信他，因為他是一位老醫生，也同是一名癌症患者。

為讓更多人瞭解癌症和防癌的知識，徐克成從二〇〇七年起，開始了國內外的「防病之旅」，走訪了國內 46 個曾在復大醫院治療過的病人，去到馬來西亞 11 個州以及印尼的大部分地區，無償為這些病人或健康人義診或講座。

「我不會對他們說能治好他們的病，但我希望我的病人多活幾年，有品質地活著，不希望他們活在疼痛和惶恐中。」他很坦誠，治療癌症結果是相對的，如果一個病人只能活半年，現在已經五年多了，就是巨大的成就。

徐克成：用生命譜寫厚德行醫之歌

2014-05-30　南方日報

據新華社廣州五月二十九日電，六十一歲創辦民營醫院，設立「不收紅包、不收回扣、不接受吃請」廉潔「高壓線」；六十六歲患了肝癌，依然堅守崗位，從醫惠民；面對腫瘤，堅守生命不息、奮鬥不止的人生信條。廣州復大腫瘤醫院院長徐克成踐行雷鋒精神不懈怠，用生命譜寫了一曲厚德行醫的時代之歌。

「行的是醫，送的是愛，守的是信」

徐克成創辦復大醫院以來，截至二〇一二年底，已經累計幫助400餘名貧困患者，資助和減免費用達510餘萬元。二〇〇八年汶川地震，醫院不僅派出了全省第一支民營醫療隊，還捐款捐物950萬元，幾乎掏出了醫院所有的家底；雅安地震，復大醫院又捐款捐物500萬元。員工們感慨地說：「徐院長行的是醫，送的是愛，守的是信，讓我們看到的是美！」

二〇一一年十一月，一個出生才十一個月、腹部長有巨大腫瘤的沙特患兒娜娜 來到復大。當時，只能預交很少的費用。徐克成當即指示救人要緊，先盡力治療。二〇一二年五月，娜娜康復出院了，生活很好。當時沙特政府匯來七萬美金，結算時剩餘近三萬美金，折合人民幣約十八萬元。娜娜的父母表示，這些錢你們都留下。但徐院長堅定地說：「不，我們一分錢不多收。這是我們老祖宗傳下的規矩。」

「真誠和真實是我們的巨大財富」

徐克成不僅對病人以誠相待，在管理上也始終把誠信作為立院之本。他制定了不收紅包、不拿回扣、不接受吃請的「高壓線」，做到賞罰分明。有一位醫生私下收受了患者 8000 元紅包，發現後，徐克成立即召開會議通報，並開除了這名醫生。一位印尼患者出院時硬塞給一位清潔工一包東西，那位清潔工打開一看是五張面值一萬元的印尼幣，二話不說就上交給醫院，她並不知道這些錢折合人民幣還不到 40 元。徐克成得知後馬上獎勵這位清潔工人民幣 500 元。

徐克成說：「醫院失去了誠信，就等於慢性自殺！我們是民營醫院，沒有大資本。但我們有真誠和真實，這是我們的巨大財富！」

「扶危濟困是我一生最大的願望」

一九七〇年，徐克成五十六歲的母親被診斷為晚期肝癌，不久病逝。作為醫生，面對自己的母親也無能為力。悲痛之中，他暗下決心，一定要讓更多的母親延續生命。不幸的是二〇〇六年徐克成自己也患上了肝癌，他更是分秒必爭地與癌症作鬥爭。

廣州復大醫院護士金利介紹，二〇〇六年一月十八日，徐院長被診斷患上「癌中之王」的肝癌。全院上下一片震驚。

二〇〇六年一月二十六日，經專家會診，徐克成接受了肝葉切除手術。按常規，這種手術一般需要靜心休養三個月以上。然而，徐院長為了救治病人，很快就全身心地投入到了工作之中。「記得在徐院長手術後的第十天，手術切口下脂肪液化，上腹部 20 多釐米長的傷口全部崩裂，只能用膠布捆住腹部。就在這個時候，一位面部患巨大腫瘤的 12 歲女孩來到復大就診。徐院長得知後，忍著劇痛，從病床上爬起來要去會診。我連忙阻止說：「院長，你也是個病人，不能去啊！」但他討好般地對我說：「我只是去看一下，很快就回來的。」拗不過他，我攙扶他從八樓下到一樓門診，看著他一手按著腹部，一邊組織會診。」金利說。

「有人問我：『你已年過古稀而且身患癌症，每天還看那麼多病人，你不覺得辛苦嗎？』我說：『辛苦，但我也覺得幸福，非常幸福！因為能夠扶危濟困、救死扶傷、積德行善，是我一生最大的願望。』」徐克成說。

評論：以實際行動彰顯大醫精誠的價值追求

中央宣傳部近日向全社會公開發佈「時代楷模」徐克成的先進事蹟。在全社會大力培育和踐行社會主義核心價值觀的新形勢下，廣州復大腫瘤醫院總院長徐克成厚德行醫、醫德共濟，以實際行動詮釋大醫精誠的價值追求。

從徐克成身上，人們看到了勇攀高峰、不斷創新的進取精神，看到了生命不息、奮鬥不止的人生境界。這位退休的消化科醫生，以六十一歲高齡創辦民營醫院。他罹患肝癌，卻沒有停下腳步，而是一邊積極治療，一邊 帶領團隊攻克一個又一個醫學難題。有人好奇，在大醫院林立的廣州，徐克成創辦的復大醫院為何能從一層樓、20 張床位起步，短短十幾年時間發展成為擁有三家分院的醫院集團。這從他的一席話中可以窺見答案：我七十四歲了，患癌症已有八年，但我一天也不敢懈怠，能為患者多工作一天， 就是我人生的意義！」

民營醫院是要賺錢的，可徐克成總做「虧本的事」，他先後救助近 300 名貧困病人，減免治療費用近 500 萬元。他收病人從不分貴賤，在醫院裡成立了「救助基金」，又組織成立廣東省生命之光癌症康復協會。復大醫院有條「高壓線」，醫務人員接受病人任何禮物，都必須承擔病人的全部醫藥費，除此之外，還要按規定被處罰。與雷鋒同齡、學雷鋒長大的徐 克成，身上閃耀著雷鋒精神，正如他所說的：「服務人民是最大的幸福，幫助他人是最大的快樂，作為一名醫生，必須有這個醫德。」 一段時期以來，暴力傷醫事件令人揪心和遺憾，也促人警醒並深思：醫患關係究竟為何呈現局部緊張態勢？醫患關係的改善，一方面需要患者更多理解和信任醫生，也需要醫生以更大的愛心和耐心對待患者。徐克成的最大特點，就是視醫術為仁術，把責任當使命，用跨越救死扶傷的 仁愛，譜寫一個醫者的博大情懷。一些患者被他感動，康復後主動在醫院 當志願者，接續愛心傳遞，彙聚愛的洪流。我們學習徐克成，就是要弘揚白衣丹心的職業追求與大愛無疆的醫者奉獻。 如何發揮重大典型人物在踐行社會主義核心價值觀中的示範引領作用，正是當今時代需要的。廣東是改革開放前沿，學習和弘揚徐克成的精神，感染人、鼓舞人、帶動人，可為廣東實現「三個定位、兩個率先」總目標提供精神力量和道德支撐，在物質文明和精神文明「兩個文明」建設方面交出優秀答卷。

徐克成：癌症剋星

2015-03-18　CCTV-10　《大家》欄目

他是治療癌症的專家，也是患癌九年的患者，醫學「白求恩獎章」獲得者徐克成為你解讀「與癌共存」，癌並不可怕。

今年十六歲的莫小鳳生活在廣東西北部山區的懷集縣大坑村。二〇一四年，初中即將畢業時，一場重病提前結束她的學習生涯，雖然小鳳看起來面色正常，其實她正在經歷著一場生與死的考驗。

莫小鳳：「離中考還有一個月左右，自己摸到肝部有塊東西硬硬的。」

其實小鳳的父母對女兒的身體已經提心吊膽很久了。五年前，小鳳因為胰腺長有腫瘤，手術切除後他們懸著的心一直沒有放下。為了不嚇到孩子，不影響她的情緒，父母一直守口如瓶，沒有告訴她患了什麼病、病情的嚴重程度，而是一直安慰她，身體很快就會好起來，很快就可以上學。父母默默地承受著所有的精神壓力，還要在小鳳面前強裝笑臉，小心著不讓她發現。

莫小鳳：「發現肝部有塊硬的東西後，就跟我爸去縣城檢查了。醫生說肝有問題，但是他們的技術還不是很發達。他們說，他們那裡是治不好的，就建議去那些大醫院。」

之後，爸爸帶著小鳳前往廣州某公立大醫院檢查，發現小鳳的脾臟明顯增大，肝內出現多處團塊狀病灶。小鳳的腫瘤轉移了。

莫小鳳：後來就發現是肝癌了。那裡的醫生說，太大了，太晚了，很麻煩，他建議去別的醫院看看。他說，他們醫院沒有辦法。當時我們就很絕望啊。

莫小鳳父親：「小鳳身體和臉黃黃的，人沒什麼精神，那個腫瘤很大。」

小鳳的爸爸並沒有放棄，他多方打聽，帶著最後一絲希望，來到了」廣州復大腫瘤醫院。

徐克成：「十六歲這樣一個女孩子生了一個胰腺癌，而且到我們醫院的時候已經轉移到肝臟了，按道理來講是活不下來的，來時她也很悲觀。」

廣州復大腫瘤醫院是一家專門治療腫瘤的民營醫院，這家醫院是徐克成教授一手創辦的。作為這家醫院的總院長，當徐克成瞭解了莫小鳳的病情之後，他深深地為這位花季少女的不幸遭遇所牽掛。

徐克成：「很重的，當時形成了 DIC。什麼叫 DIC ？就是彌漫性血管內凝血。這種情況下，任何一個醫生都是束手無策的。當時我請了很多專家

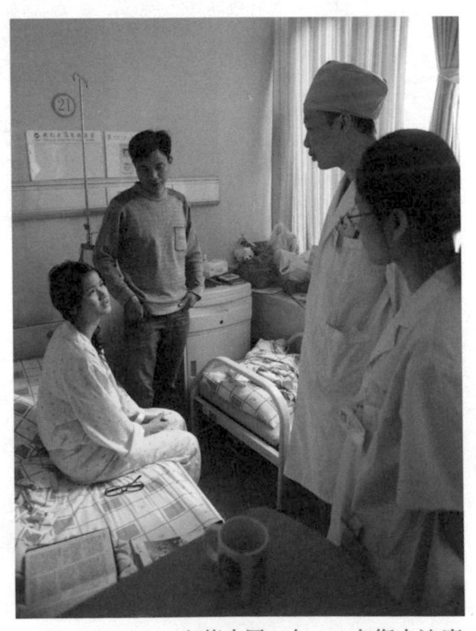

↑莫小鳳（左一）在復大治療

來會診，都講這個小孩活不了十天。當時我們向她父親交代病情了。因為他家裡還有四個孩子，他說小鳳是不是就死在這個地方，最後帶骨灰回去，因為把這個小孩運回去，對家裡其他幾個小孩是一個很大的刺激。當時我聽了以後，心裡也是非常非常難受。」

胰腺癌素有「癌王」之稱，面對小鳳這樣一個棘手的病例，徐克成的態度非常堅定，迎難而上，決不放棄。

徐克成：「有的事情你就這麼一放棄，就可能沒有了，所以當時我就對醫生們講了，這個小孩你們不要認為發生了 DIC 就是沒有救了，我們還是要想辦法把她挽救回來。」

隨後復大腫瘤醫院開始了對莫小鳳的挽救治療，這裡的治療方法與其他的醫院有所不同。對於小鳳這種已經不適合手術的病人，醫務人員對她採取了復大腫瘤醫院特有的綜合療法——「3C+P」模式。3C+P 就是冷凍消融治療、微血管介入療法、聯合免疫療法加個體化應用的英文縮寫，冷凍治療、微血管介入是為局部消融惡性腫瘤，聯合免疫和個體化應用是 為提高患者自身機體的抵抗力。

徐克成:「原理就是既有局部治療，也有全身治療。既是消滅腫瘤，也有控制和呵護腫瘤。既要有讓病人最大限度地維護自己的各種器官的功能，又要不斷地增強病人對癌症的各種抵禦的機制。」

醫務人員首先對小鳳實施了腫瘤的冷凍消融微創手術。所謂冷凍消融治療，就是在超聲、CT 等影像技術引導下，將特別設計的冷凍探針插入腫瘤內，首先注入氬氣，使冷凍針尖的溫度迅速降至零下 160℃以下，凍住腫瘤形成冰球，然後注入氦氣，冷凍針尖迅速升溫到 20~40℃，如此反復兩到三個迴圈，破壞癌細胞，讓腫瘤全部消融。這種治療能否挽救小鳳的生命呢？

徐克成：「當時患者的血小板只有一萬，很低很低，缺血。癌症病人到了這個地步，基本上是沒救了，而且胰腺裡還有腫瘤，肝臟裡也有轉移病灶，後來我就給她做了一些多方面的治療。」

莫小鳳父親：「後來慢慢又好起來。」

通過冷凍和介入療法，小鳳暫時從死亡的邊緣被挽救了回來，當醫務人員正在為小鳳制訂下一步治療方案，計畫對腫瘤乘勝追擊時，小鳳卻出院了，小鳳的爸爸帶著她回到了山區的家裡，因為家裡已經無法支付後續的治療費用。就在小鳳出院的第二天，徐克成得到了這個消息，他趕緊驅車三個小時追到了小鳳家裡看望她，他不放心這個孩子。

徐克成對莫小鳳說：「怎麼回去了呢？找你找不到了。」

徐克成：「去了以後，我發現那個山區很窮很窮，這個家庭也很窮，小孩也很多，這麼可憐的一個小孩子。」

徐克成對村裡的人：「這個事情看看能不能想想辦法，渡過難關，好不好。」

莫小鳳：「徐院長來瞭解一下病情，他說可以將我列入關愛健康工作室，來幫助我一下，那時感覺又有了希望。」

其實，小鳳的病情也只是剛剛得到緩解，她後面的治療到底還會經歷哪些坎坷，她能否戰勝「癌王」都還是個未知數，但徐克成還是要把希望和信心留給小

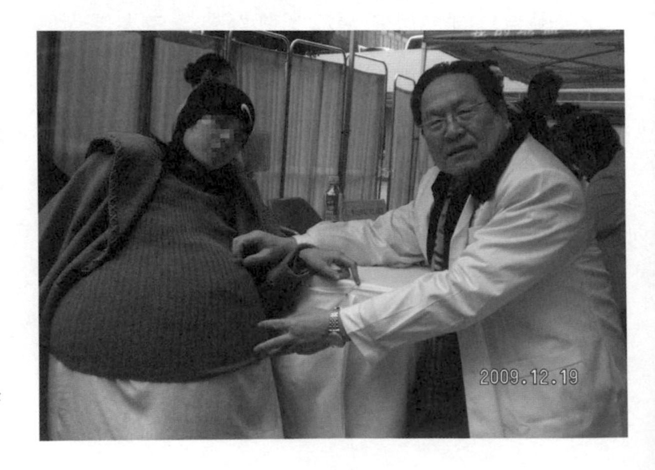

→ 2009 年徐克成在湛江義診遇見彭細妹。

鳳，帶給病人希望是他作為醫生多年堅持的原則。

圖中的她叫彭細妹，是二〇〇九年徐克成在廣東湛江義診時發現的女孩， 她挺著大肚子，在湛江的醫院裡「等死」。沒人相信，她當時只有二十八歲。

徐克成：「我說你是不是懷孕，她說不是。我問什麼病，她說患了癌症。我說為什麼不看病啊，她說沒有錢。我又問什麼時間發現的，她說兩年多以前。那我說你當時查出什麼毛病，她說就在這個醫院，她告訴我是卵巢癌。」

二〇〇七年，二十六歲的彭細妹被查出患有卵巢癌，醫生告訴她，她只能夠活兩年，之後她怕連累家裡人，便一個人到處流浪。兩年之後，在巨大腫瘤的拖累下，她實在走不動了，就回到原來的醫院。

徐克成：「她講在這個醫院裡面死了的話，可能人們會把她比較有尊嚴地送到火葬場去，如果在馬路上死的話，可能沒尊嚴就死去了。我聽到 以後心裡非常非常難受，真的很難受。」

出於醫生本能的憐憫之心，徐克成回到廣州的第三天，便安排護士和司機驅車五百多公里來到湛江，他要把彭細妹接到復大腫瘤醫院為她治療。這時的彭細妹不但身體笨重，行動遲緩，而且非常虛弱。一動就呼吸困難，大口喘氣。

徐克成：「很嚴重，因為路上經過了七個小時的顛簸，五百公里，來的時候也非常嚴重。那時候我心裡很害怕，也很焦慮。當接細妹的救護車回到廣州時已是深夜，復大腫瘤醫院從院長、醫生到護士都守候在門口，迎接這位『即將走到生命盡頭』的單身女子。」

韋昌群護士長：「她自己連支撐自己的力量都沒有，然後喘著氣，臉都紫了，感覺那個人就是快不行了的那種狀況。」

韋護士長全程參與了彭細妹的護理和救治，在徐克成院長的感召下，她和其他護理人員用家人一樣的溫暖細心呵護著這個脆弱的生命。

韋昌群護士長：「我們給她洗個澡，我們四個護士花了四個小時才給她洗完。為什麼，因為洗澡的時候，她缺氧，不能呼吸，又不能坐，又不能站，所以要給她一個正好這個高度的東西讓她扶著，然後我們還得給她吸著氧氣，還要保暖，因為是冬天。給她洗乾淨了，我們所有人身上全是濕的，裡面是汗，外面是水。

徐克成對彭細妹的護理和治療是全方位的，在為細妹進行手術之前，醫院為她進行長達二十天的前期檢查、治療和體能補充恢復。

徐克成：「後來發現她肚子裡都是液體，她那個腫瘤，大量的液體，腹腔的壓力非常大，把心臟、肺都壓到胸腔這麼一點點地方了，心肺功能都發生障礙了。所以不治的話，細妹倒不是死於癌症本身，而是死於心肺功能衰竭。醫院一方面為細妹提供營養支援，讓她恢復體能，一方面為她排空體內多餘的液體。」

韋昌群護士長：「放水的工程也是很大的，我們有專門的專家在她身邊守護著，剛開始 3000(毫升)，然後慢慢地每天增加一點，這樣放了差不多一個多星期，總共放了 55000 毫升的積水。」

徐克成：「癌症治療是一個全身性治療，僅僅針對這個癌症 (腫瘤) 是治療不了的，首先要把病人生命維持下來，命都沒有了，你還治療什麼癌症。」

二〇一〇年元月十二日，經過二十天的準備工作後，醫護人員把彭細妹推進了 手術室。

自從她入院以來，復大腫瘤醫院的相關醫護人員已經為她竭盡全力。手術能否根除他的腫瘤？這位單身女子能否得到挽救？

彭細妹的手術非常成功，雖然她的卵巢癌是惡性的，但醫院為她進行了綜合治療。康復後的細妹紅光滿面，精神煥發，奇蹟就發生在眾人眼前。

彭細妹：「你讓我又吃好，又睡好，又沒有事煩心，你不是讓我猛長肉嗎？」

徐克成：「從腹腔裡拿出五十五公斤的液體和腫瘤，五十五公斤！術後也相繼做了一些比較溫和的治療，包括化療、免疫治療，等等，這就是所謂的呵護腫瘤。最後細妹就這麼活下來了，活到現在，現在什麼問題也沒有。五年了，應該說基本治癒。」

細妹康復後一直留在復大腫瘤醫院，她說她要兑現在手術前對徐克成院長許下的諾言。

彭細妹：「我快手術了，徐院長跟我談了一些話，他就問我，如果治療好了，你以後有什麼打算。先問我治療好了，他不說萬一不行或者怎麼樣，他會這樣來說。」

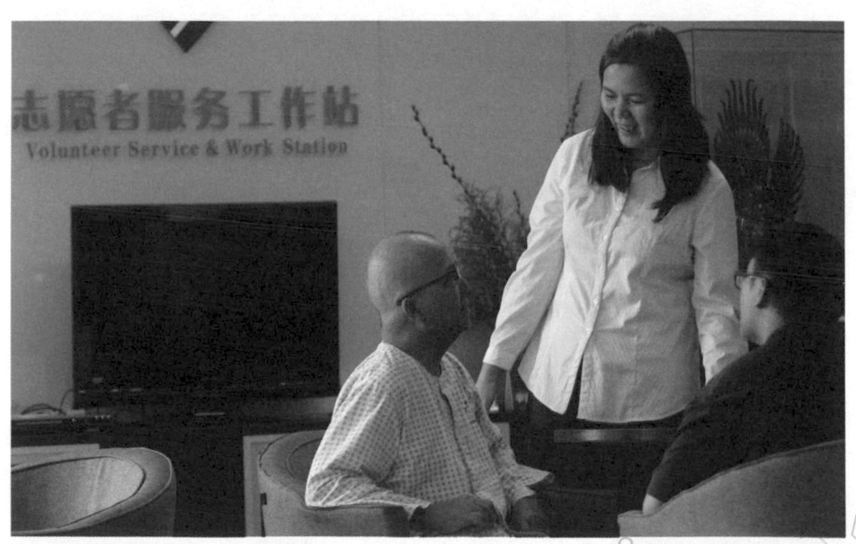

↑彭細妹康復後在復大做志願者

徐克成：「最危重的時候，她跟我講，不要我們費心了，如果治不好的話，她的遺體捐獻給我們醫院，供我們做研究。」

彭細妹：「然後我說，如果能治療好的話，我就在醫院做義工來報答你們，我就有這種想法。」

徐克成：「她實現了她的諾言，她又帶了其他志願者，一起為病人服務，這個很好，彭細妹對醫院的貢獻是很大的。」

彭細妹：「在這裡能體會到人與人之間的愛，這裡是很親切、很有愛的地方。」

從二〇〇一年建院至今，復大腫瘤醫院始終採用國際最新的抗癌理念，將世界醫學難題的中晚期惡性腫瘤作為主要治療對象，以延長患者壽命，改善患者生活品質做為主要目標。做為消化病專家、腫瘤治療專家，徐克成深知，對於癌症患者而言，希望和信心對他們有多重要。因為他自己就是癌症患者，而且自己的母親也是被肝癌奪去了生命。

徐克成：「就在二十世紀七〇年代的時候，母親去世以後，我就想，能不能讓癌症病人生命延續下來，是我母親非常早的去世給我留下了永遠的遺憾和惋惜。但是到了二〇〇六年，也就是現在一月份嘛，二〇〇六年的一月十八號，如果這樣算，九年之前，我自己又被查出肝癌。」

二〇〇六年，復大腫瘤醫院還是一家只有幾十張床位的小醫院，徐克成作為醫院的領頭人，得此噩耗，無疑是雪上加霜。

徐克成妻子：「他在這裡創業啊，突然回來他說，榮玲我要開刀。我說開什麼刀，他說我肝臟有問題。」

徐克成：「他們問要不要會診，要不要討論。我說不要，趕快開刀。」

徐克成妻子：「第二天就開了。他開了刀，麻醉清醒以後，他就拿切下來的整個肝臟的左葉，自己看了一下。」

徐克成：「我就發現我這個肝癌細胞類型不好，如果按照常規治療的話，活不下來的。」

徐克成患癌後，表現得出人意料地平靜，他生活依舊，工作照常，為病人會診、查房，甚至比以前還要忙碌。誰都看不出他是個切掉一半肝臟的癌症患者。

徐克成妻子：「刀口沒癒合就出院了，到自己醫院換換藥。馬上，馬來西亞還是哪裡有危重的病人要請他會診，他不敢告訴我，他就講那邊空氣好，環境好，他們叫我去休養去。我好緊張，我給他的綽號叫『保密局局長』，他什麼也不跟我講，我說你真是個『保密局局長』。」

其實阮榮玲教授是徐克成在南通醫學院的大學同學，她自己也曾是感染科的醫生。對於創業的丈夫得此重病，她的心情比誰都複雜。

徐克成妻子：「我就覺得他工作以後什麼都忘了，他也不想自己是一個這麼重的病人，少了一大塊肝，還繼續這麼努力。所以我現在就讓他做，你只要自己掌握好，不要過分疲勞。」

徐克成說患癌不是人生的終點，恰恰是人生新的起點。手術後，徐克成為自己制訂四條新的健康計畫，並且多年堅持不懈。

徐克成：「第一條，心態要好，開開心心。第二條，營養平衡，不拘泥於某種食物，但是平衡飲食很重要。第三條，正常工作，我開刀後兩個禮拜，我就下地給病人看病了，就搶救病人了。第四條，就是適當的治療，合理治療很重要。你不要亂用藥，所以到現在為止，僅接受一個免疫調節治療。」

難道癌症不是絕症嗎？徐克成用自己的親身經歷和臨床實踐正在改變人們對癌症的錯誤認知。他說，人類是能夠與癌細胞「和平共處」

的，他把這形容為「與癌共存」。

徐克成：「一般說來，每 100 萬個 DNA 的拷貝當中，就有一個拷貝是發生錯誤的，所以癌細胞是基因突變的一個產物，但是這個基因呢，複製和突變，又是人類進化必然的一個步驟。」

經過多年的臨床實踐，徐克成正在改變人們對癌症的認知，他說，癌症其實是一種慢性病，帶癌生存是完全可行的。

徐克成：「過去癌症治療就是『消滅、消滅』，只要有癌細胞就把它消滅掉，實際上達不到這樣的目的的，變成了既消滅它，又呵護它，又控制它，讓癌細胞，不要亂動，要好好地規矩地在那裡，或者睡覺，或者休眠，不要太為非作歹，這樣子就達到一個與癌共存的目的了嘛。」

與癌共存，一種全新的治療理念，它又如何為癌症患者造福呢？腫瘤治療專家徐克成為您解讀。

醫院介紹：這裡是復大腫瘤醫院頂層的中心實驗室，在徐克成的倡導下，醫院臨床治療癌症的同時，投入鉅資，購買實驗設備，聘請專門的研究人員，進行和癌症相關的基礎科學實驗，並在國際專業的權威醫學期刊發表論文，這在民營醫院中是很少見到的。

徐克成：「這是分子生物學實驗室，有很多很多設備都在裡面。這個是一個標本庫，很重要的，全部是我們病人的標本。我們把所有病人的血清、組織，比如今天開刀的，你們可以看到是肝癌切除，那個組織就拿下來了，拿下來要保存的，你看這些都是屬於病理切片，我們這兒的病人，來自於全世界各個地方，各種各樣的病都有。所以很多腫瘤是很少見的，都到這兒來了，所以我們的病理資源很豐富。」

正是利用醫院多年積累的病理資源，他們開展了一系列針對癌症的研究和實驗，並形成一套良性的臨床與科研的配合機制。

徐克成：「在臨床的醫生、臨床的專家，提出來要研究一個什麼問題，以後，我們就建議一個課題，這個課題可以向政府申請資金，如果政府沒有資金，或者一次申請不了，那麼醫院就出錢。」

二〇一三年國際冷凍大會新聞（主持人報導：最近在印尼巴厘島召開的世界冷凍學會第十七屆年會上，來自美國、中國、日本、奧地利、俄羅斯、印尼等十多個國家的 140 多位與會代表投票選舉產生新一屆冷凍學會主席，來自中國廣州復大腫瘤醫院的徐克成教授當選。）

用冷凍技術治療腫瘤，雖然發端於美國，但徐克成第一個把它引進了中國，並在多年的臨床和科研中取得了舉世矚目的成就。二〇〇七年，他發表了中文專著《腫瘤冷凍治療學》，二〇一二年發表了英文專著《現代腫瘤冷凍治療學》，逐漸奠定了中國冷凍治療研究的國際領先地位。

（郭林）二〇〇八年三月，六十一歲的丹麥人郭林來到廣州復大腫瘤醫院，她在丹麥被查出患胰腺癌惡性腫瘤並伴有肝轉移，在丹麥和美國治療都無效後，從網上瞭解到廣州復大腫瘤醫院，她知道留給自己的時間不多了，這裡是她最後的希望。

徐克成：「丹麥醫生跟她講，你在三個月之內做完你該做完的事情吧。這意思就是說，你的生命可能只有三個月了。」

廣州復大腫瘤醫院為郭林實施了冷凍微創手術，以及「3C」綜合治療。

徐克成：「治療了以後，當時不到一個月就回去了，到了五月份她就回來了，回來就非常開心，拿到丹麥檢查的片子，發現這個胰腺癌縮小三分之一以上了，肝內轉移也看不見了，這簡直是個奇蹟。」

郭林：「我非常非常地激動，我覺得是中國的醫生給了我這樣的機會，重生的機會，我非常非常感謝他們，是他們給了我第二次生命，

我非 常非常感謝他們，真的，非常感謝他們。」

與癌共存理念下的「3C」治療方法，挽救了許多人，復大腫瘤醫院良好的治療效果，吸引了來自世界各地的七十多個國家的患者來到這裡，這 裡醫護人員從不拿紅包，不接受吃請，也正是這種純淨關愛的氛圍，吸引 著各路精英人才來到復大腫瘤醫院工作。

李朝龍：「作為一個民營醫院的創業者，可以體會到他這十幾年的艱辛，他是用愛心和智慧，創造了現在的一切。」

李朝龍教授曾是南方醫院肝膽外科主任，他曾成功主刀實施了亞洲第一例腹部六器官聯合移植的大手術，他是徐克成院長五顧茅廬請來的 復大醫院肝膽科專家，李教授最終來到復大，他看重的正是這裡純淨的 醫療風氣。

（劉步恩）二〇一四年六月五日，復大腫瘤醫院又迎來一位「大肚子」患者。然而，這位「大肚子」患者卻是男性，他叫劉步恩，五十九歲，來自湖南郴州。這位患者腹部長瘤，五年來各處求醫，都因為手術難度巨大而被醫院婉拒，最終，他來到了復大腫瘤醫院，他躺在了李朝龍主刀的手術臺上。

李朝龍：「有一定難度，一個它體積很大，第二個在腹膜後，腹膜後呢，跟大血管的關係比較密切，搞不好就要大出血，再說這個病人還有動脈瘤，要碰破了，在手術臺上也是有生命危險的。」

（劉鳳嬌）今天，爸爸終於進了手術室，患者劉步恩的女兒劉鳳嬌心情格外複雜，今天的手術能否成功呢，她只能在門外為父親祈禱平安， 這些年帶著父親四處求醫，她經歷了太多的失望。

劉鳳嬌：「我們去了很多醫院，我們家鄉的，然後我們湖南省的，比較有名的醫院都去過，他們都不願意接受這個手術。」

四處求醫無門後，他們一度想到放棄治療，但是父親的腫瘤卻越長越大，已經無法正常生活，作為女兒，怎能坐視不管。

劉鳳嬌：「後來慢慢地，走路都不行了。走十多米他就走不了了，他喘氣都喘不過來，他那個腳走路也看不到，肚子好大了，孕婦的肚子都沒那麼大。剛開始我們放棄了治療，後來在《焦點訪談》上面偶然看到復大 醫院的報導。」

後來劉鳳嬌與母親一起陪著父親來到了廣州，這是他們最後的希望。復大腫瘤醫院能否接受手術，她們母女心裡同樣沒底。但是徐克成院長讓她們看到了希望。

劉鳳嬌：「他說沒關係，我們一起面對，他就拍著我的肩膀說，他說小妹你別著急，手術方面我們會盡力，所有的醫護人員都會盡力，盡力幫你爸爸做好。」

徐克成：「我就體會到這個命懸一線是怎麼回事，在這個邊緣上面，你在這兒，他正好要掉下來了，你在這兒可能拉他一下子，他就上去了，稍微不注意他就可能掉下來了。這是一條生命啊。」

劉步恩一家碰到了徐克成，無疑是幸運的，當他們住進醫院，簽了手術協議後，手術費用對這個農村家庭來說，還有很大的缺口，但幸運再一次降臨到這個命運多舛的家庭。

徐克成：「湖南那個病人有很大的運氣。有個臺灣老闆也是廣州的，我不認識。他打電話給我，他說徐院長，你救人的事蹟讓我非常感動，我能不能學習你，我也要伸出援助之手，你有什麼病人能讓我來救助嗎？我很感動，我說行啊，你就幫我救一個人吧。他說多少錢，我說五萬塊錢。他說行，你趕快把帳號給我，我明天就把錢匯過來。就這樣子，拿到五萬塊錢，我就捐助給劉步恩了。」

就這樣，幸運的劉步恩被推進了手術室。身經百戰的李朝龍教授將為他主刀，面對這個難度巨大的手術，李教授將如何處置呢？

李朝龍：「我們不給他做，他沒地方去了，就等著慢慢不行了，不能讓他那樣，寧肯冒點風險吧，應該在可控的範圍內。」

二〇一四年六月二十六日，劉步恩的手術在李朝龍教授的統領下，有條不紊地 進行。

李朝龍：「只要你細心地去分離，最怕的是下面，它跟主動脈瘤那一塊連著，那個要碰破了真是要捅大簍子，真的要大出血，在這塊，我們事先已經做了充分準備。」

經過李教授團隊四個小時的艱苦努力，劉步恩十二斤重的腫瘤被順利地取出，手術成功。

李朝龍：「非常好的，因為它是一個良性的，周圍沒有什麼浸潤，沒有惡性腫瘤跡象，沒有轉移，做完了，復發的幾率也不大。」

徐克成：「這是一個非常非常開心的事情，這條命就完全救下來了，所以我後來感到很欣慰，我說在關鍵的地方，支持了他一下子，一條命就挽救回來了。」

【徐克成與劉步恩一家見面的場景】

徐克成：「現在都沒有問題了。 」

劉步恩：「沒有你就沒有我了。」

徐克成：「看病要有兩個『大』字，一個是『大愛』，一個要有『大師』。醫生懸壺濟世，就要實現大愛；醫生還要有過硬的技術，把這個腫瘤拿下來，叫大師。大愛加大師就能挽救一條生命。」

徐克成多年來身體力行地推動著腫瘤治療理論和臨床的發

展，二〇一三年，他獲得全國衛生系統最高榮譽「白求恩獎章」。二〇一〇年，復大腫瘤醫院用冷凍技術控制住了印尼衛生部部長的晚期肺癌，同樣為中國贏得了聲譽。

徐克成：「後來在日內瓦開學術會議的時候，她見到了我們國家的當時的衛生部長，非常激動地向我們部長表示感謝。我們部長都不知道這個事情，後來我們這位部長在北京接見我的時候，一見到我就説，徐院長，你知道我怎麼瞭解你們醫院的嗎？我是從某某國家的衛生部長那瞭解你們醫院的。你們為我們國家作了貢獻，你們是民族的驕傲，創造了品牌。」

救命

2015-07-07　珠江頻道《珠江紀事》

從八歲那年的除夕夜開始，哈爾濱女孩韓冰冰常常會做一個夢，夢裡她會像同齡的孩子一樣，上學，玩耍。可是，四年過去了，她不僅沒有上過一天的學，而且被從首都到地方好幾家大醫院確診得了惡性腫瘤。

韓冰冰母親：「也是哭著去，哭著回來。」

韓冰冰父親：「(醫生說)你回去吧，都這樣了，不能治了。」

韓冰冰母親：「也不願意放棄。」

韓冰冰父親：「陰陽仙兒我都問了，他說這孩子還治啥治。」

【廣州復大腫瘤醫院】

徐克成：「這個病人的治療是非常困難。到底救不救呢？又是一個難題。但面對一個生命我不能不管。八十斤的孩子，肚子裡裝著一個三十斤的畸胎瘤。這個毒瘤頂心頂肺，讓小朋友食不下嚥。誰都在想，冰冰恐怕很難活到二〇一五年的春節了。」

【醫生會診】

胡以則：「這個是很難做的，你也不可能做到真正切除的。」

李朝龍：「現在很可怕的就是把輸尿管搞破，你分不清(血管)。」

牛立志：「你不可能這麼大的時候分剔，你只能拿一塊摳一個空間，再拿一塊空間摘出來……」

黃志鋒：「我覺得這是不可思議的，這個手術的成功率真的是很小的，可能是在百分之四五十的機會吧。」

韓冰冰父親：「徐院長特意把我叫到他辦公室去，單獨跟我聊。問我有信心嗎，其實開始沒有信心，哪兒有信心啊，北京都治不了。」

徐克成：「(對冰冰家長說)你們是走到最後一站了，沒有退路。」

李朝龍：「我仔細推了一下肚子，可以晃動。徐院長問我行不行啊，能不能切掉啊。我說可以切掉啊。也有些人打電話給徐院長說這個手術不能做。徐院長不聽，他只聽我說。」

徐克成：「他(李朝龍)說徐院長你看看吧，你有信心，我拚了老命也把它拿下來。」

李朝龍：「開刀能把腫瘤拿掉，哪怕是拿掉大部分，能改變雙方對峙的那一種狀態，它有可能就好一些。」

徐克成：「因為我是一個內科專家，我不能把這個外科的病武斷做決定。但是我是院長，常常在外科醫生爭論不下的時候，我會提出我的看法。最後我是要承擔責任的。我的太太對我講，你也別再救了，也別再搞類似的事情了，把你自己也搞垮了。我說這孩子死裡逃生，我也死裡逃生。」

牛立志：「徐院長給我最大的啟示，他說，手術你來做，風險我來擔。」

徐克成：「全院動員，下定決心，把這個病人爭取治好，我們迎接一個新生命的誕生。」

李朝龍：「要用 100% 的努力去爭取把它變成 100% 的成功。」

韓冰冰父親：「希望復大醫院在徐院長帶領下救救孩子。」

【韓冰冰手術：2014 年 7 月 15 日早上 8：00 畸胎瘤分離術。】

護士長：「冰冰，起來好不好，你要去手術室了。慢慢地躺下來，好，乖的，冰冰最棒了。 」

手術護士：「姓名，韓冰冰；住院號，003477。」

黃志鋒：「是。」

李朝龍：「又怕她出血，又怕誤傷，又怕它壓迫。開腹的時候你不能一下子把它拉開，拉開可能就一下子爆開。」

李朝龍：「麻醉醫生快速把器官套插進去，插進去以後馬上接上氧氣⋯⋯ (手術進行 3 小時)

李朝龍：「包塊太大了，稍微一挪動它就會引起壓迫的感覺。」(手術進行 5 小時)

李朝龍：「分離腫瘤的時候，你也不能一下子把它掏出來。你要一點點，慢慢分，使它慢慢慢慢暴露出來。你把它抱住，抱住就不能再放了，一邊抱一邊分離。」

歷經 7 小時的奮戰，畸胎瘤被切除，手術成功。

徐克成：「這是一個偉大的時刻，我們從事了一個偉大的手術。我們從事手術的醫生都是偉大的人。」

李朝龍：「他們都説，李教授見了病人就興奮，見到大瘤子他就興奮。這不是興奮，是一種責任，是一個使命在這裡，你不做了，病人命就沒了。希望通過你的刀子，能救一條命。」

徐克成：「開刀成功以後，我那天夜裡一夜沒睡覺。我們非常困難地來操心這個事情。 兩周後，韓冰冰第一次術後檢查。」

徐克成：「(對冰冰説)這麼漂亮啊！」

徐克成：「(問)線拆了沒有？(拆了)真是在死亡線上就差一點點，差一步就走到盡頭了。」

韓冰冰：「我終於看到自己的腳了。」

【三個月後，徐克成回訪韓冰冰，地點：黑龍江雙城縣。】

徐克成：「你不知道啊。回訪病人很開心的，天下最開心的就是回訪病人。」

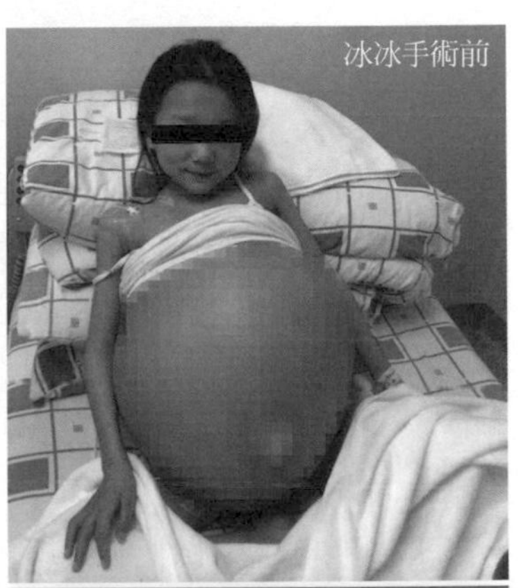
冰冰手術前

韓冰冰母親：「(對冰冰的爺爺奶奶説)這是徐院長，咱家孩子的救命恩人哪！」

韓冰冰奶奶：「大哥，你是我們全家老少的救命恩人！」（説著就要跪下）

徐克成：「別別別別……」

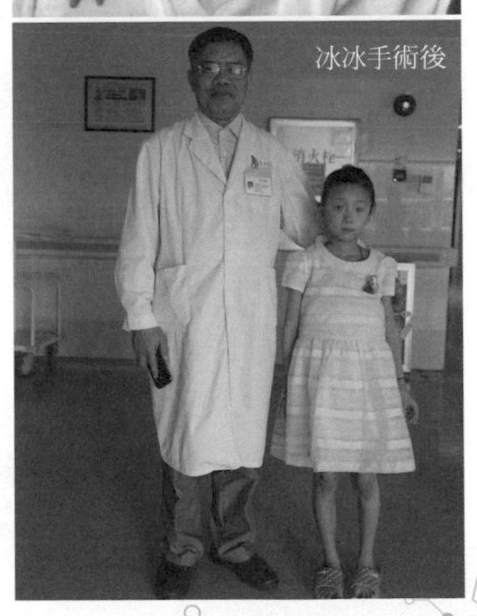
冰冰手術後

韓冰冰奶奶：「我都沒想到我孫女還能活到今天呢，得虧我這大哥了。」

韓冰冰父親：「真得謝謝醫院，謝謝大夫，謝謝徐院長。她上學，醫院每個月給 400 塊錢，一直到大學畢業。」

徐克成：「(對冰冰説)下次去

把它(資助證明)帶去蓋個章，我將來不在了，你還可以找他們要錢。(問冰冰)好不好啊？」

韓冰冰：「好。」

徐克成：「這麼漂亮，你看看。」

徐克成：「有人對癌症很回避，你得了癌症啊，要隱瞞啊，要保密啊。我從來不保密，幾乎全世界都知道我生了癌症。我知道肝癌的復發率是非常高的。我常常拿自己生病的體驗來講，我說八個字：活在當下，向死而生。」

牛立志：「徐院長表面看不出來，但是總會感受到他內心的變化。比如，他會把我叫過來，談醫院的發展，你以後的責任，感受到他其實是有擔心的。他擔心自己身體萬一不好怎麼辦。」

徐克成：「我是一個醫生，同時也是一個癌症患者，還是一個倖存者。醫生對病人的鼓勵，也許比藥物更重要。你只有自己活下去，才能鼓勵其他病人活下去。」

(病房內)

病人：「我相信你們能幫我......」

徐克成：「不怕，不怕。」

徐克成：「(握著病人的手)You and me are cancer brothers.(我和你，是患癌的兄弟。)」

徐克成：「我只有工作，只有把努力、心思投入到看書、做研究，投入到每天去看病人，甚至到病人家裡隨訪。看到那些生存下來的病人的時候，所體會到的快樂，我就會忘記自己的疾病。這(冰冰)真是救了一條鮮活的生命，對我的人生來講，是一個很好的禮品。」

【韓冰冰的腫瘤被成功割除的事蹟傳揚開來以後，很多身無分文，又身患疑難雜症、命懸一線的病人，都找到了醫院裡來，希望得到好人徐克成的免費治療。其中，連山小姑娘羅彩枝和懷集少女莫小鳳的病情最令徐克成放不下。她們一個得了難看的錯構瘤，一天的幼稚園都沒上過；一個胰腺癌大面積肝轉移，想活過三個月都很困難。】

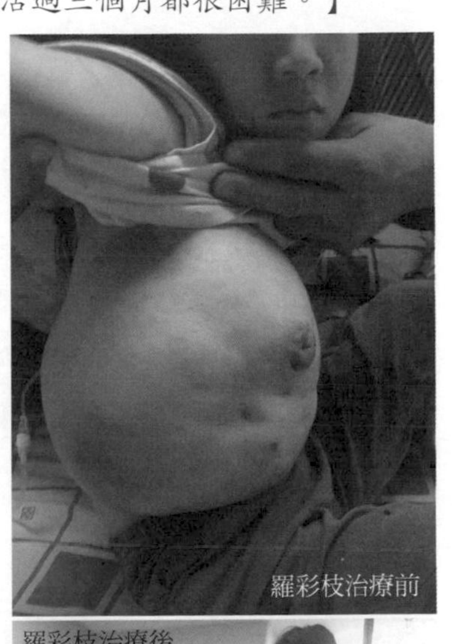

羅彩枝治療前

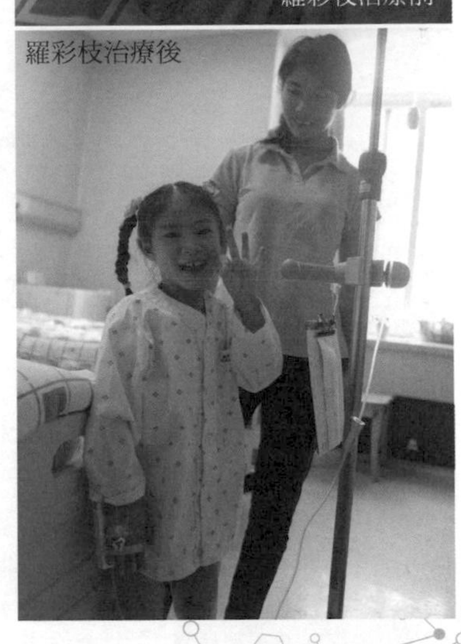

羅彩枝治療後

(莫小鳳家)

莫小鳳父親：「幫一下吧，太可憐了。」

徐克成：「(對莫小鳳父親說)等我回去，你等我的信好不好啊？我看一下能不能幫到你什麼忙。」

羅彩枝母親：「住院就一萬多塊錢，我們就把自己的積蓄能夠拿出來的(都拿出來了)。而且我的兒子也是腦癱，就希望她能治好，成為一個正常人，因為兒子已經是這樣了，主要就是靠女兒了。」

抱著幫小姑娘擺脫病魔的善心，徐克成牽頭，組織了一支陣容最強大的醫療隊伍，並幫孩子從社會徵集善款。

(羅彩枝手術：2014 年 10 月 9 日上午 10：00，錯構瘤切除術，手術時間 4 小時。)

手術醫生：「開口的地方，用小的圈……」

【病房內，羅彩枝哭鬧。 彩枝年齡太小，第一次手術之後，小朋友對醫護人員很排斥，醫生每日的查房，都會惹得她痛哭尖叫。】

徐克成：「(對彩枝說)來，我看看。」

羅彩枝母親：「給爺爺抱抱。(彩枝不願意)怎麼樣才能讓彩枝堅強一點，配合治療，徐克成對此非常頭痛。」

護士：「(問彩枝)病好了以後打什麼工啊？」

彩枝：「空姐，我要當空姐。」

徐克成：「(打電話)你有沒有辦法到航空公司找幾個空姐來啊？我們這裡有個小病人，六歲，她患了腫瘤。她說她將來要當空姐，想見見空姐什麼樣子，然後如果有機會的話，讓她乘一次飛機，實現一個小孩兒的夢想。」

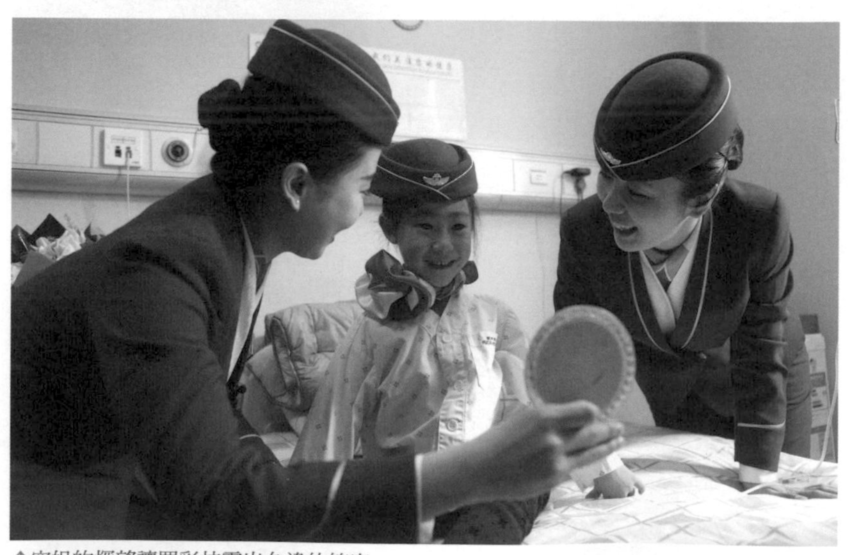

↑空姐的探望讓羅彩枝露出久違的笑容

幾位打扮漂亮的空姐，帶著鮮花來到羅彩枝的病房。

徐克成：「(對空姐們說)你看看，這個孩子很漂亮的。這個治好了就什麼都好了啊。」

空姐：「(對彩枝說)來，給姐姐抱抱。」

護士長：「今天好乖啊。」

空姐1：「(給彩枝穿戴空姐的衣服和帽子)哇！」

空姐2：「沒事，往下壓一下，把那個頭髮……」

空姐3：「太幸福了，羅彩枝啊，真是……」

空姐2：「你看看那個……」

空姐4：「哇，太漂亮了！」

【空姐的到來，讓靦腆的彩枝露出了久違的笑容。她答應醫生，以後不再怕痛，會乖乖吃藥，好好治病。正在此時，另一間病房中的莫小鳳，病情急轉直下，急切需要手術。】

徐克成：「(對另外三個醫生說)這個很少見的，假乳頭狀腫瘤，惡性的，現在已經轉移了，肝臟裡面都是腫瘤。」

牛立志：「惡性胰腺腫瘤應該是所有腫瘤裡面最厲害的，應該叫『癌王』了。胰腺腫瘤，惡性腫瘤，她上次來我們醫院的時候，其實狀態還是非常差的。腫瘤肝臟轉移很多，淋巴結都轉移了。」

徐克成：「這個病啊，是個特殊的病，它具有特殊的生命纖維，而且完全清除不可能。但是，是不是能讓她的生命得到延長，從現在看來，這 個全面情況還相對比較良好。我們採取這些治療，將她的生命維持下來就 是我們最大的目的。」

【(徐克成一行驅車前往莫小鳳家)徐克成去過小鳳的家，知道她家的貧困程度，別説醫療費，就算是住院期間的伙食費，他們也掏不起， 所以醫院只能再次通過媒體，向社會善心人士求助。較早之前，韓冰冰和 羅彩枝的醫療費，就是用這個方法籌來的。可能因為腫瘤太大，觸目驚 心，所以這兩個姑娘在一個星期左右的時間內就分別收到了 17 萬元和 25 萬 元善款。但同樣急需捐款救命的莫小鳳，等了一個星期，卻只收到了 1000 塊錢的善款，可謂杯水車薪。手術不等人，徐克成決定先給莫小鳳救命， 錢的事慢慢再想辦法。嚴重的病情令莫小鳳的身體非常虛弱，所以這台手 術醫生們進行得小心翼翼。】

【莫小鳳手術：2014 年 12 月 9 日早上 10：00，肝臟腫瘤切除術，手術時間 5 個小時。】

即便如此，小鳳的生命指數也幾次亮起紅燈。最終，這場和死神搶人的比賽中，醫生們贏了。

莫小鳳：「這個病如果好了，如果可以，想做翻譯。」
手術結束，夜已經深了，七十多歲的老醫生徐克成在回家的路上左思右想，還有什麼辦法，能給莫小鳳籌到救命錢呢。

牛立志：「他 (徐克成) 真正做到仁心仁術，有那份愛心，有那份醫術。光有愛心沒有醫術，救不到人。他是一種大愛，在這個大師身上有一種大愛。如果單比一項技術，可能比徐院長還要多 ; 單比一項愛心的，也 可能比徐院長還多，那麼多慈善家 ; 如果把兩個結合在一起的，可能他是 非常優秀的了。」

徐克成：「有的時候也想到，自己全退下來，古稀之年了嘛，你終究是有一個 (結束)，患了病嘛，載病之身嘛。這麼多病人需要我，是不是啊，自己呢，從事了一輩子的醫療工作，已經把跟病人的關係和服務啊，當成我自己生命的一部分了。所以如果我捨棄這一塊，完全停下來不工作，可能就是我生命的終止。」

韓冰冰，跟隨她 12 年的病魔終於離她而去，她學會了永不放棄的堅強，更學會了笑著面對明天。

羅彩枝，走進了校園，徐爺爺救了她，也改變了她的人生。

莫小鳳，幾乎戛然而止的青春得到了延續，面對第二段生命，小鳳有了全新的夢想。

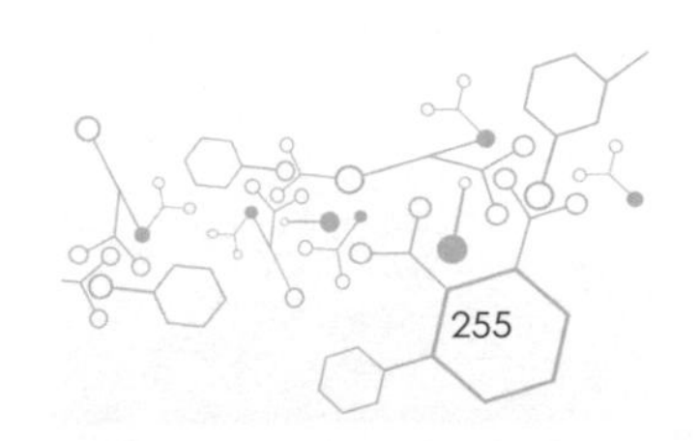

二魚文化　保健系列　A 025

與癌共存

作　　者	徐克成
責任編輯	葉珊
美術設計	陳廣萍
行銷企劃	溫若涵
讀者服務	詹淑真

出版者　二魚文化事業有限公司
發行人　葉珊
地址　106 臺北市大安區新生南路 2 段 2 號 6 樓
網址　fishnfishbook.tumblr.com
電話　(02)23515288
傳真　(02)23518061
郵政劃撥帳號　19625599
劃撥戶名　二魚文化事業有限公司

法律顧問　林鈺雄律師事務所
總經銷　黎明圖書有限公司
電話　(02)89902588
傳真　(02)22901658

製版印刷　彩達印刷有限公司
初版一刷　二〇一六年六月
ISBN　978-986-5813-81-9
定　　價　280 元

題字篆印 李蕭錕

國家圖書館出版品預行編目資料

與癌共存 / 徐克成作 . -- 初版 . -- 臺北市 : 二魚文化 , 2016.06
256 面 ; 14.8*21 公分 . -- (保健系列 ; A025)
ISBN 978-986-5813-81-9 (平裝)

1. 癌症 2. 病人 3. 通俗作品

417.8　　105010789